DEUX
PETITS PAS
SUR LE SABLE
MOUILLÉ

Les Éditions Transcontinental
5800, rue Saint-Denis, bureau 900
Montréal (Québec) H2S 3L5
Téléphone : 514 273-1066 ou 1 800 565-5531
www.livres.transcontinental.ca

Pour connaître nos autres titres, consultez le www.livres.transcontinental.ca.
Pour bénéficier de nos tarifs spéciaux s'appliquant aux bibliothèques d'entreprise ou aux
achats en gros, informez-vous au 1 866 800-2500 (faites le 2).

**Catalogage avant publication de Bibliothèque et Archives nationales du Québec
et Bibliothèque et Archives Canada**

Julliand, Anne-Dauphine
Deux petits pas sur le sable mouillé
ISBN 978-2-89472-643-3

1. Julliand, Thaïs. 2. Leucodystrophie - Patients - France - Biographies. I. Titre.

RC366.J84 2012   362.196'830092   C2012-940961-8

Cet ouvrage a été publié aux Éditions des Arènes sous la direction de Jean-Baptiste
Bourrat, avec la collaboration d'Aleth Stroebel.
Révision : Nathalie Sawny
Adaptation et correction : Lyne Roy
Conception graphique intérieure : Daniel Collet (In Folio)
Photo de couverture : Bonita Cooke, pour Getty images
Impression : Transcontinental Gagné

Nous reconnaissons l'aide financière du gouvernement du Canada par l'entremise du
Fonds du livre du Canada pour nos activités d'édition. Nous remercions également la
SODEC de son appui financier (programmes Aide à l'édition et Aide à la promotion).

Les Éditions Transcontinental sont membres de l'Association nationale
des éditeurs de livres.

ANNE-DAUPHINE JULLIAND

DEUX
PETITS PAS
SUR LE SABLE
MOUILLÉ

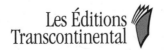

Les Éditions
Transcontinental

« C'est pas grave la mort. C'est triste, mais c'est pas grave. »

GASPARD

À CET INSTANT PRÉCIS, j'entends résonner les mots en moi. Ils gagnent mon cœur, mon esprit, ils envahissent tout mon être : « Si tu savais… » Mercredi 1er mars. Un jour ordinaire, une fin d'hiver qui s'étire à Paris. La salle d'attente, où nous sommes depuis vingt minutes déjà, est coincée entre deux entrées du service de neurologie d'un hôpital pour enfants. De là, nous pouvons voir passer tout le monde. Chaque fois qu'une porte s'ouvre, ma respiration s'arrête. J'espère, autant que je le redoute, voir apparaître le visage de la neurologue ; et savoir, enfin. Depuis son appel hier, le temps paraît interminable. « Nous savons de quoi souffre votre fille. Venez demain à quinze heures, pour que l'on vous explique. Venez avec votre mari, bien sûr. » Depuis, nous attendons.

Loïc est là, tout près, pâle, tendu. Il se lève, marche, revient, s'assied, prend un journal, le repose. Attrape ma main et la serre de toutes ses forces. Mon autre main caresse mon ventre arrondi. Un geste qui se veut apaisant pour la petite vie qui grandit là depuis cinq mois. Un geste instinctif de protection.

C'est là que je l'entends. «Si tu savais…» Cette phrase vient se graver au plus profond de moi. Je ne l'oublierai jamais. Et surtout, jamais je n'oublierai la manière dont je l'ai ressentie : elle portait la souffrance et le calme confiant de qui sait, de qui sait tout. Elle résumait à elle seule l'épreuve qui allait imprimer notre quotidien quelques minutes plus tard. À tout jamais.

La médecin arrive enfin. Elle nous salue, s'excuse de son retard et nous entraîne dans une petite pièce isolée au fond d'un couloir. Deux personnes nous suivent, dont une spécialiste des maladies du métabolisme que nous avons déjà rencontrée.

Quand on nous présente la troisième personne, mon cœur se serre : c'est une psychologue. Et là, sans prévenir, les larmes me submergent. Avant même de savoir. Parce que d'un coup, j'ai compris. «Si tu savais…»

IL N'Y A PAS DE TONNERRE, pourtant tout gronde. Les phrases me parviennent réduites à l'essentiel. «Votre petite fille… maladie génétique grave… leucodystrophie métachromatique… atteinte dégénérative… espérance de vie très limitée…»

Non.

Mon cerveau refuse de comprendre, mon esprit se rebelle. On ne parle pas de ma Thaïs ; ce n'est pas vrai ; je ne suis pas là ; ce n'est pas possible. Je me serre contre Loïc, mon rempart.

Alors que tout s'emmêle dans ma tête, mes lèvres formulent une phrase craintive : «Et pour notre futur bébé ?

– Il y a un risque sur quatre qu'il soit atteint lui aussi. Vingt-cinq pour cent de chances…»

La foudre tombe. Devant nos pieds, un effrayant trou noir. L'avenir est réduit à néant. Pourtant, à cet instant terrible, notre instinct de survie prend le dessus durant quelques secondes, brèves mais décisives. Non, nous ne voulons pas de diagnostic prénatal. Nous voulons ce bébé. C'est la vie ! Une minuscule petite lumière dans un horizon d'ébène.

La discussion se poursuit, sans nous. Nous n'avons plus la force. Nous sommes ailleurs, nulle part. Maintenant, il va falloir nous lever et quitter la pièce. Ça peut paraître anodin. C'est pourtant l'une des choses les plus difficiles à faire, car ce geste nous replonge brutalement dans le présent, dans notre vie où désormais plus rien n'est comme avant. C'est symbolique : il faut nous relever après le choc et continuer à vivre. Un premier pas. Un petit pas, mais un pas.

Nous nous séparons devant le bâtiment de l'hôpital, hagards, anéantis, vidés. Loïc repart travailler. Rien ne nous avait laissé présager un tel cataclysme.

Je rentre à la maison comme un automate. Et là, à peine la porte poussée, je l'aperçois. Thaïs… Elle est debout dans l'entrée, avec son grand sourire, ses joues roses, son air malicieux, ses cheveux blonds. Elle est là tout heureuse, rayonnante, espiègle, confiante. Et aujourd'hui, mercredi 1er mars, c'est son anniversaire. Elle a deux ans.

THAÏS EST UNE PETITE FILLE COMME LES AUTRES. Ou du moins l'était-elle encore une heure auparavant. Jusqu'à ce jour, sa seule distinction notable, c'était sa date de naissance : le 29 février. Un jour qui n'existe qu'un an sur quatre. Un anniversaire les années bissextiles seulement. Ça enchante Loïc. Il clame avec bonheur que sa fille vieillira moins vite. Voilà, c'est sa seule singularité. Ça, et une démarche particulière. Un pas adorable, mais un peu hésitant. Je m'en suis aperçue à la fin de l'été. J'aime regarder les traces des petits pieds sur le sable mouillé. Et là, sur une plage tiède de Bretagne, j'ai constaté que Thaïs marchait d'une manière spéciale. Son gros orteil tourne vers l'extérieur. Mais bon, elle marche, c'est l'essentiel. Elle a peut-être un vague problème de pieds plats, tout au plus.

Par acquit de conscience, à l'automne nous allons voir un orthopédiste. Il ne décèle rien et nous conseille d'attendre un an pour voir si les choses rentrent d'elles-mêmes dans l'ordre. Mais un an, c'est long pour des parents. Et puis deux avis valent mieux qu'un. Rendez-vous est pris dans un hôpital pour enfants. Là, le constat est identique.

« Pas de problème, du moins orthopédique, annonce le médecin. Voyez quand même un neurologue. Il peut avoir une explication. »

Nous ne nous inquiétons pas : nous savons que Thaïs n'a rien de grave. Ça se verrait sinon.

Octobre touche à sa fin. Nous sommes comblés d'un bonheur insolent. Après Gaspard, qui aura bientôt quatre ans, et Thaïs, nous attendons un troisième bébé pour la mi-juillet. D'ici là, nous aurons déménagé dans un appartement plus spacieux. Nos vies professionnelles nous épanouissent. Et nous nous aimons ! Bref, la vie nous sourit... s'il n'y avait ce petit pied que Thaïs s'évertue à tourner en marchant...

La neurologue ne peut nous recevoir avant la fin de l'année. Nous ne sommes pas pressés. Même si l'éducatrice et la directrice de la garderie de Thaïs croient déceler des microtremblements de ses mains... et si elles la trouvent moins souriante ces derniers temps. C'est vrai, mais cela ne nous alarme pas. Thaïs perçoit certainement la présence encore invisible du bébé. Ça la contrarie et la perturbe. L'explication doit être là. Mais ça ne l'empêche pas de continuer à se développer comme toutes les petites filles de son âge. Elle chante, rit, parle, joue, s'émerveille.

Lors de la visite, la neurologue confirme tous ces acquis, mais elle prescrit quand même une série d'examens. En ce début d'année, l'IRM (imagerie par résonance magnétique) s'avère parfaitement normale. Bonne nouvelle? Non, pas vraiment, pensent les médecins, car il faut bien expliquer ce problème de démarche. Le diagnostic s'assombrit. Thaïs refait des tests un peu plus douloureux : prise de sang, ponction lombaire, biopsie de peau. On entend parler de maladies du métabolisme, sans bien savoir ce que cela veut dire, et sans aucune réponse précise. Pour le moment. Puis on nous convoque, Loïc et moi, pour une prise de sang. Nous l'effectuons avec docilité et confiance ; nous sommes à mille lieues de nous douter de ce qui nous attend. Et pourtant, dans quelques jours, notre vie va basculer.

« LEUCODYSTROPHIE MÉTACHROMATIQUE… »
Quel nom barbare ! Imprononçable, inaccep-
table. Autant que la maladie qu'il dévoile. Un
mot qui ne va pas avec ma princesse. Elle est là, debout
dans l'entrée, et réclame en applaudissant son gâteau et ses
bougies. Mon cœur explose. Cette vision est insupportable.
Ma fille pleine de vie ne peut pas mourir. Pas si tôt. Pas
maintenant. Je contiens mes larmes quelques instants, le
temps de la serrer dans mes bras et de l'installer devant son
dessin animé préféré. Je referme la porte. Elle me sourit.

Maman m'attend dans le salon. Je m'effondre. « C'est
pire que tout ce qu'on avait imaginé. Thaïs a une maladie
très grave. Elle va mourir. Elle va mourir. » Maman
pleure. Elle qui n'arrive jamais à pleurer.

Je suis incapable de lui en dire plus parce que je ne
me souviens de rien d'autre. Avant de quitter l'hôpital, la
médecin, prévenante, m'a glissé dans la main un papier
avec le nom de la maladie : « leu-co-dys-tro-phie mé-ta-
chro-ma-tique ». Je détache toutes les syllabes pour
essayer de leur faire prendre corps. Pour rendre la réalité
plus concrète.

Je m'y reprends à trois fois avant de taper sans faute le nom de la maladie sur Internet. Je clique. Mais je renonce au moment d'ouvrir les liens qui s'affichent. J'ai trop peur de découvrir l'horreur qu'ils cachent.

Un message m'avertit de la réception d'un courriel. C'est Loïc. Il a été plus courageux que moi. Il a parcouru les sites sur la maladie et m'envoie un résumé édulcoré. Que je l'aime! C'est avec ses mots que j'intègre ce qu'est la leucodystrophie métachromatique. Un cauchemar! Une conjonction de mauvais gènes entre Loïc et moi. Nous sommes tous les deux porteurs sains d'une anomalie génétique. Et nous avons tous les deux transmis le gène défectueux à Thaïs. Ses cellules ne produisent pas une enzyme spécifique, l'arylsulfatase A, chargée de traiter certains lipides, les sulfatides. En l'absence de cette enzyme, les sulfatides s'accumulent dans les cellules et provoquent la destruction progressive de la myéline, la «gaine» des nerfs qui permet la transmission de l'influx nerveux. Cette maladie est d'abord silencieuse, puis elle se révèle un jour. À partir de là, elle paralyse petit à petit tout le système nerveux, en commençant par les fonctions motrices, la parole, la vue... jusqu'à toucher une fonction vitale. Le décès survient dans les deux à cinq ans suivant le début de l'atteinte. Aujourd'hui, il n'existe aucun traitement. Thaïs présente la forme infantile, la plus sévère. Elle n'a aucun espoir de guérison.

Aucun espoir. J'étouffe. «Deux à cinq ans après le début de la maladie.» Mais ça a commencé quand? Aujourd'hui? Cet été sur la plage? Plus tôt encore? Quand? J'ai un énorme sablier dans la tête qui se remplit à toute vitesse.

Je relis le courriel, aveuglée par les larmes. Je dissèque chaque étape de la maladie, jusqu'à la mort. Je lis que mon bébé, à peine âgé de deux ans, ne pourra bientôt plus marcher, plus parler, plus voir, plus entendre, plus bouger, plus comprendre. Alors, que lui restera-t-il? « Si tu savais… »

Le téléphone sonne sans interruption. Papa, mes sœurs, ma belle-famille, quelques amis. À chacun, j'annonce un cataclysme, je répète ce que j'ai réussi à intégrer. Chaque fois, c'est un cri de détresse, de stupeur, de souffrance.

La cloche sonne dans l'école voisine. Maman part vaillamment chercher Gaspard. Le dessin animé de Thaïs touche à sa fin. Une clé tourne dans la serrure. Loïc rentre. Dans quelques instants nous serons tous réunis, comme ce matin au petit déjeuner. Comme une famille normale. Et pourtant…

Nous allons devoir partager la nouvelle avec nos enfants. Gaspard arrive en courant, comme d'habitude. Il raconte par le détail sa course de roues dans la cour, et annonce triomphalement, entre deux bouchées de son goûter, qu'il a encore gagné. Quel contraste! Depuis cet après-midi pour Loïc et moi le temps est suspendu, alors que pour notre bonhomme, la vie se déroule à cent à l'heure.

J'attire Gaspard tout contre moi. Loïc assied Thaïs sur ses genoux. Il parle le premier et trouve les mots justes: « Aujourd'hui nous avons appris pourquoi Thaïs marche comme cela. Elle a une maladie qui la gêne pour se déplacer. Et pour d'autres choses aussi.

– Je le savais depuis longtemps, l'arrête Gaspard. Je sais depuis que je suis petit que Thaïs est malade. Et je sais aussi qu'elle va bientôt être vieille. »

Nous restons sans voix. Pour Gaspard, être vieux, c'est mourir. Il n'a vu « partir » que des personnes âgées. Comment peut-il comprendre?

« Est-ce que c'est de ma faute ? Ou de celle de papa ? Ou de celle de maman ? Et moi, est-ce que je suis malade aussi ? Et vous ? Et le petit bébé ? »

Il pose toutes ces questions comme s'il les avait préparées à l'avance.

Thaïs sourit, d'un sourire éclatant. Elle glisse des genoux de Loïc. Fait trois pas en avant. Tombe. Et se relève en riant. Comme si elle nous disait : « Maintenant vous savez vous aussi. Vous comprenez. » Elle, elle sait déjà. Elle sait déjà bien plus que nous.

ON VOUDRAIT NE JAMAIS SE RÉVEILLER. Dormir toujours pour éviter d'affronter la vérité. Quelle tentation ! J'envie la Belle au bois dormant... La nuit a été difficile, hachée, tourmentée. Blanche et noire à la fois. Les courtes heures de sommeil m'ont néanmoins permis d'oublier. Un peu. Un temps. Et là, en un éclair, une chape de plomb écrase mon cœur. Les images de la veille cognent dans ma tête : les médecins, l'annonce, le vide. Le cauchemar est de nouveau réalité.

Au milieu de ce chaos, une lueur, une douce parenthèse suspendue comme par magie au-dessus de l'orage : Thaïs rayonnante souffle ses deux bougies et ouvre en riant ses cadeaux. Gaspard chante à tue-tête un « joyeux anniversaire » à sa petite sœur. Une scène habituelle dans une famille. Mais ce jour-là, ce moment de grâce ouvre une fenêtre. Et laisse entrer la lumière.

Gaspard et Thaïs ont vite retrouvé le naturel après l'annonce de la mauvaise nouvelle. L'émotion passée, ils n'avaient qu'une idée : fêter les deux ans de Thaïs. Les enfants ont cette faculté de rebondir après les larmes. Parce qu'ils ne se projettent pas dans l'avenir ; ils vivent pleinement l'instant présent.

L'attitude de Gaspard et de Thaïs me rappelle une belle anecdote : on interroge des personnes sur ce qu'elles feraient si on leur apprenait qu'elles vivent leur dernière journée. Tous les adultes conçoivent de grands projets, prévoient des repas gargantuesques, essaient de réaliser un maximum de rêves en un minimum de temps. On pose la même question à un petit garçon qui installe son train électrique. « Si tu savais que tu allais mourir ce soir, que ferais-tu de spécial aujourd'hui ?

– Rien, je continuerais à jouer. »

Alors, en ce matin douloureux, à peine réveillée, encore blottie sous ma couette, déjà envahie par les larmes, j'entraperçois la solution : je vais essayer de vivre le présent, éclairée par le passé mais sans jamais m'y réfugier, à la lueur de l'avenir mais sans m'y projeter. Faire comme les enfants en somme. Ce n'est pas une simple règle de vie, c'est une question de survie.

Loïc s'étire à mes côtés. Ses traits se creusent. Ses yeux rougissent. La réalité se rappelle à lui aussi maintenant. Brutalement. Je lui fais part de ma réflexion. Il acquiesce silencieusement et me serre dans ses bras. Comme on scelle un pacte. Nous serons unis dans cette épreuve. C'est notre vie. Et nous allons la vivre.

UNE SEMAINE DÉJÀ. 168 HEURES. 10 080 minutes. Autant de petites victoires. Le combat reprend chaque matin au réveil quand une pensée me transperce : Thaïs est malade. Chaque jour, je m'accroche aux gestes simples du quotidien, comme à une bouée de sauvetage. Pour ne pas sombrer. Réveiller Gaspard et Thaïs, sans pleurer ; leur donner leur petit déjeuner et me forcer à manger un peu ; accompagner Thaïs chez sa nounou, et la laisser là, sans pleurer. Aller travailler. Et travailler.

Chaque matin, je suis tentée de tout abandonner. Passer mes journées entières avec ma Thaïs, collée tout contre elle, à la couvrir de baisers et à lui dire que je l'aime. Quel doux programme ! Mais ce n'est pas une vie. C'est un rêve que je garde pour plus tard. Pour Là-Haut. Non, ici, il faut avancer. Pour Loïc, pour Gaspard, pour notre futur bébé. Et pour Thaïs bien sûr.

Elle reste la même petite fille, charmeuse, chahuteuse, enjouée, espiègle. Volontaire, très volontaire. Tant mieux. Elle va avoir besoin de beaucoup de force d'âme et de combativité pour affronter la maladie. Elle n'en manque pas pour le moment. Jamais elle ne tombe sans se relever. Elle n'a pas fini de nous étonner.

En quelques jours, nous constatons des signes évidents de sa maladie. Ses mains tremblent. Elles tremblaient déjà un peu avant, mais nous préférions l'ignorer. Maintenant, elle a du mal à reboucher un feutre ou à lever sa cuillère. Je veux l'aider. J'anticipe même chacune de ses difficultés en agissant à sa place. Elle s'énerve alors. «Non, c'est Thaïs!» Elle veut tout faire, toute seule. Je cède. Pour ça et pour le reste. J'accepte toutes ses volontés, lui passe tous ses caprices. Je veux qu'elle profite de sa vie, sans contrainte. Je veux qu'elle soit pleinement heureuse. Mais c'est tout l'inverse. Elle semble inquiète, paraît contrariée. Je suis désemparée. Je ne sais plus quoi faire pour la satisfaire.

«Ne change rien, me conseille Loïc. Elle ne peut pas comprendre pourquoi hier tu la grondais quand elle faisait une bêtise, et pourquoi aujourd'hui, sans raison, tu la laisses faire. Elle doit penser que l'on se désintéresse de ce qu'elle fait. Tu sais, en réalité, l'annonce de la maladie n'a rien modifié pour elle. Dans sa tête de petite fille de deux ans, il n'y a pas un avant et un après le 1er mars ; la vie continue, comme auparavant. Alors, nous devons garder la même attitude. Nous n'allons pas délaisser son éducation ; nous allons l'adapter à la situation. C'est important que nous gardions un cadre pour son équilibre et pour son épanouissement. Thaïs est perdue sans nos repères.» C'est vrai, il a raison. J'ai déjà oublié l'anecdote du petit garçon qui joue au train électrique…

«Moi aussi je voudrais avoir une leucodystrophie. Pour que tout le monde s'occupe de moi. Mais une petite leucodystrophie, pas trop grave, sans que papa et maman s'inquiètent.» La psychologue écoute avec attention la réflexion de Gaspard. Il a dit ça sans gravité, sans trembler. La phrase, lancée au milieu de la conversation, est tellement révélatrice de ce que vit notre petit garçon ces derniers jours. Il agit comme cela depuis que nous lui avons appris que Thaïs est malade. Il dit tout ce qu'il pense, sans retenue. Et puis, il est devenu exigeant avec sa sœur. Il pose des obstacles devant elle quand elle se déplace ; lorsqu'elle bute, il ne l'aide pas mais l'encourage avec véhémence pour qu'elle les surmonte ou les contourne. Pour qu'elle s'en sorte toute seule.

À nous, il confie ce qu'il ressent avec une franchise déconcertante. Gaspard exprime les choses, c'est déjà bien. Mais nous sommes si désarmés quand il s'agit de lui répondre. Nous avons déjà tant de mal à gérer notre propre chagrin. Nous devons recréer un équilibre familial, mais nous touchons là à nos limites de parents. Les interrogations de Gaspard ne sont pas de notre ressort. Nous n'avons pas le recul suffisant pour les appréhender avec lucidité et sérénité. Nous nous tournons alors vers les conseils avisés et professionnels d'une psychologue. Elle possède des clés dont nous ne disposons pas.

Elle nous reçoit tous les trois dans une pièce confortable. Gaspard s'installe devant elle avec une feuille blanche et des feutres. Suivant les consignes de la psychologue, nous décrivons la situation pendant que Gaspard dessine. Malgré son air concentré, il ne perd pas un mot de la conversation. Notre récit remonte jusqu'à la naissance de Thaïs. Gaspard colorie avec plus d'intensité. La psychologue intervient pour la première fois : « Parfois, quand une petite sœur arrive dans une famille, le grand frère n'est pas très content, car il a peur qu'on ne s'intéresse plus à lui. Alors, il envisage plein de mauvaises choses pour le bébé. À sa façon, il lui jette un sort magique pour le faire disparaître, par exemple. Et si quelque temps plus tard on apprend que la petite sœur ne va pas bien, qu'elle est malade, alors le grand frère pense que son mauvais sort a marché. Il est désolé. Il voit ses parents tristes. Il se sent coupable de la maladie de sa sœur et responsable du chagrin de sa famille. Il a peur qu'on ne l'aime plus. Mais non, Gaspard, ce n'est pas de ta faute si Thaïs est malade. Tu n'y es pour rien. Gaspard, regarde-moi : ce n'est pas de ta faute, tu n'y es pour rien. » Gaspard garde les yeux baissés. Il ne dit pas un mot. Mais la feuille devant lui est entièrement coloriée. À certains endroits, le papier est presque déchiré.

La psychologue continue en lui tendant une nouvelle feuille : « Et tu n'y es pour rien si toi tu n'es pas malade. Tu sais, c'est une chance d'être en bonne santé. Tu as plein de choses à faire dans la vie. Des choses qui rendront tes parents fiers et heureux. Et tu n'as pas besoin d'avoir une leucodystrophie pour que l'on s'occupe de toi. Mais tu as le droit de dire que tu veux ta place dans la famille. » Gaspard se lève et vient se blottir entre nous. Les larmes sillonnent en habituées sur ma joue. Il n'a que quatre ans. Sa vie se construit avec tous ces événements. Comment garder son équilibre ? Comment croire en l'avenir ? Combien de petits garçons de son âge connaissent le mot « leucodystrophie » ? L'enfance, c'est l'innocence et l'insouciance. Lui, si petit, doit faire face à des préoccupations d'adulte : la maladie, la souffrance et bientôt la mort. Je veux l'épargner et le protéger de tout ça. Je veux l'assurer pour toujours de notre amour absolu. Et je vois une fois encore, dans les yeux de mon petit trésor serré contre moi, l'incroyable force des enfants. Gaspard n'a plus peur. Sa confiance en nous est totale. Nous lui avons parlé, nous lui avons expliqué et il a compris. Il a accepté. Peut-être que nous aurons à lui répéter ces choses dix fois, cent fois. Mais chaque fois, il avancera un peu.

En sortant, Gaspard a l'air heureux. Il sourit : « J'aime bien ce que la dame raconte. Elle est intéressante et gentille. Je voudrais encore parler avec elle. » Et il ajoute en serrant son œuvre dans sa main : « J'ai emporté le dessin. Celui-là, je ne le donnerai à personne. C'est le mien ! » Oui, mon chéri, c'est le tien. Tu y as exprimé une partie de toi-même.

C'EST UNE RÉVÉLATION. Une évidence. Ce jour-là, nous franchissons une étape déterminante, presque sans nous en rendre compte. Nous avons rendez-vous dans un autre hôpital parisien, où exerce un professeur spécialisé dans les leucodystrophies. Cet entretien est important, car jusqu'à présent notre connaissance de la maladie se limite aux bribes retenues au moment de l'annonce et aux informations récoltées sur Internet. Maintenant, nous avons retrouvé quelques forces et nous voulons en savoir plus. Nous voulons nous préparer pour livrer au mieux la bataille.

Thaïs nous accompagne. Le professeur nous reçoit avec sa collaboratrice ainsi que la psychologue du service. Nous nous sentons tout de suite en confiance avec eux, nous qui pourtant sommes désormais si méfiants face aux hommes en blanc. Thaïs aussi est à son aise ; elle ne cesse de sourire et participe à sa manière à la conversation.

Pendant plus d'une heure, le professeur nous livre ce qu'il sait de cette maladie orpheline. Il répond à nos questions souvent abruptes ; nous voulons savoir quand arrivent les paliers de dégradation, comment, dans quel ordre, quand et comment la mort survient. Nous voulons tout savoir. Parce que quand on sait, on a moins peur. Mais il est impossible de répondre à toutes nos interrogations avec la précision que nous espérons. La médecine ignore encore bien des choses dans ce domaine : la maladie est trop rare. Elle ne touche qu'un enfant sur plusieurs dizaines de milliers. C'est peu. Et trop à la fois. Au final, ce que nous apprend le professeur vient étayer ce que nous savons : Thaïs va perdre ses fonctions dans un délai plus ou moins bref. La science ne peut pas lui apporter aujourd'hui d'espoir de guérison.

À la fin de la visite, je rhabille ma princesse sur la table d'auscultation, dos aux médecins, à Loïc et à la psychologue. Je suis entièrement tournée vers elle seule et je lui parle avec la spontanéité d'une mère, d'une mère qui souffre : « Ma Thaïs, tu as entendu tout ce qu'a dit le docteur. Il nous a expliqué que tu ne pourrais plus marcher, plus parler, plus voir, plus bouger. C'est très triste, c'est vrai. Et nous avons beaucoup de chagrin. Mais, ma chérie, ça ne nous empêchera jamais de t'aimer et de tout faire pour que tu aies une vie heureuse. Je te le promets, mon bébé : tu vas avoir une belle vie. Pas une vie comme les autres petites filles ou comme Gaspard, mais une vie dont tu pourras être fière. Et où tu ne manqueras jamais d'amour. » Le nôtre et celui de tant d'autres…

À partir de ce moment, tout est clair. Tellement clair ! Nous allons déplacer un curseur sur l'échelle d'une vie. Avant l'annonce de la maladie, nous avions mille projets pour Thaïs, mille désirs. De quoi remplir toute une vie. Une vie qui s'achèverait sans nous, à un âge honorable sans doute. Maintenant, nous devons avancer ce curseur, le rapprocher, raccourcir l'espace-temps. Et cela ne va pas changer l'essentiel d'une existence : grandir dans l'amour. Oui, Thaïs apprendra l'amour. Comme Gaspard, comme les autres enfants, mais en moins de temps. La durée de la vie de Thaïs sera plus limitée, d'accord, mais elle sera plus dense. Plus intense.

Dans notre cœur, le noir et blanc reprend peu à peu des couleurs.

SI ÉTONNANT QUE CELA PUISSE PARAÎTRE, la vie poursuit son cours, presque normalement. Nous déménageons à la fin de mars. Tout se passe comme prévu. Nous sommes heureux dans ce nouvel appartement. Nous avons désormais plus de place et nous apprécions cet espace supplémentaire. Gaspard et Thaïs pourraient avoir chacun leur chambre, mais ils préfèrent rester ensemble. C'est touchant de les voir s'entendre aussi bien tous les deux, complices et solidaires. C'est touchant et déchirant… Chut ! Le présent, rien que le présent…

Nous ne sommes pas partis très loin, à cinq stations de métro. Au moment de choisir notre nouvel appartement, nous ne savions pas encore que Thaïs était malade. Nous avions décidé de laisser Gaspard dans son école et Thaïs chez sa nounou, au lieu de leur trouver des établissements proches de notre futur logement. Nous avions craint que cela ne les perturbe. Un changement en cours d'année, ce n'est pas évident. Et puis, l'école et la garderie sont à côté de mon bureau. Ça ne devrait pas être trop compliqué à gérer.

Quelle erreur ! La situation s'avère vite insurmontable. Chaque matin, nous prenons le métro tous les quatre. Je descends avec Thaïs, avant Loïc et Gaspard qui poursuivent deux stations de plus. Je monte les escaliers du métro en portant la poussette. Puis je marche d'un bon pas un quart d'heure jusque chez la nounou. Et puis encore dix minutes en sens inverse pour arriver au bureau. La journée de travail commence alors. Le soir, je cours chercher Thaïs ; de là, toujours à toute vitesse, nous allons à l'école de Gaspard en espérant ne pas être en retard. Nous filons chez le kinésithérapeute pour les séances de rééducation motrice de Thaïs. Ensuite, nous rentrons en métro tous les trois... ou plutôt tous les quatre, parce que dans ces moments mon petit bébé se rappelle particulièrement à moi.

Arrivée à la maison après une bonne heure à ce rythme effréné, je ne suis plus que l'ombre de moi-même, incapable de m'occuper des enfants qui réclament un goûter, une histoire, un jeu, un bain, un dîner, un câlin. Je n'aspire qu'à m'enfoncer dans le canapé et à ne plus en bouger. Loïc fait tout ce qu'il peut pour rentrer tôt, s'occuper des petits, participer efficacement à ce parcours du combattant, me soulager. Mais il manque de temps et d'énergie. Notre résistance en prend un coup.

Un jour dans le métro, alors que rouge, haletante, exténuée, je demande à Gaspard de ne pas jouer avec les strapontins, tout en comptant avec inquiétude mes contractions, tandis que Thaïs hurle, un monsieur me lance sèchement : « Ça ne sert à rien d'avoir autant d'enfants quand on ne peut pas les assumer. » Degré de compassion zéro pour cet homme certainement amputé du cœur ! J'aurais envie de l'assommer, mais je n'ai même pas la force de lui répondre. Je réussis juste à ne pas m'effondrer. S'il savait...

Alors en rentrant à la maison, je décroche mon téléphone pour appeler maman, en pleurant tout mon saoul : « J'ai besoin d'aide. » Je ne demande pas un simple service, je lance un appel au secours. SOS ! Je n'en peux plus. L'épuisement, c'est l'épreuve dans l'épreuve. On ne peut rien faire de constructif, rien envisager de positif quand on est fatigué. Nous n'avions pas besoin de ça. Et pourtant, c'est difficile d'admettre que l'on dépend des autres, ça demande une certaine humilité d'avouer que l'on a atteint ses limites. Mais dans ce cas, je ravale ma fierté et mon orgueil, parce que c'est vital. On ne peut pas s'en sortir si on reste isolés. C'est la première fois que j'appelle à l'aide. Pas la dernière, loin de là.

Nous allons vite nous apercevoir que nous ne sommes pas seuls. Au contraire. Tout se met en place rapidement. Un réseau de bonnes volontés, familiales ou amicales, va se tisser autour de nous, comme un parachute. Il ne lâchera jamais, ni dans les moments difficiles ni dans la routine du quotidien. Je ne peux l'évoquer sans émotion et reconnaissance pour tous ceux qui, de près ou de loin, ont accepté de s'embarquer avec nous dans la tempête, et de nous aider à ne pas chavirer. À garder le cap.

À partir de ce jour, je ne suis plus jamais seule le soir pour m'occuper de Gaspard et Thaïs. Ils sont nombreux, cousins, cousines, oncles, tantes, parents, amis, à répondre présent et à prendre leur quart à nos côtés. Les journées sont moins lourdes. Je souffle enfin. Loïc est plus détendu, lui aussi.

Malgré le réconfort que cela nous apporte, ça n'est pas toujours évident d'accepter l'aide d'autrui, naturellement. J'apprends à ne pas dire merci toutes les deux minutes, à recevoir en toute simplicité. J'ouvre les portes de notre maison, de notre quotidien, de notre intimité familiale à d'autres personnes. Et je suis touchée de constater la délicatesse, le respect et l'efficacité de leur présence. Autant de soutien. Qui dure, encore et encore.

NOTRE VIE S'ORGANISE. Nous goûtons à nouveau au calme, un luxe que nous avions oublié. Nous commençons à nous reposer, à retrouver le sommeil. Les choses ne vont pas si mal… Mais le répit est de courte durée. La maladie de Thaïs évolue brutalement. Au début d'avril, elle ne marche plus sans aide. Tous ses membres tremblent. Nous trouvons ça éprouvant. Malheureusement, c'est juste la partie émergée de l'iceberg. Le pire ne se voit pas, il se vit, douloureusement : Thaïs fait des crises de nerfs fréquentes et subites, en voiture surtout. C'est insupportable.

Au début, nous attribuons ces scènes à son caractère bien trempé ; elle ne doit pas être contente de rester dans son siège d'auto. On tente mille et une approches pour faire cesser les crises infernales : on se fâche, on joue l'indifférence, on la console, on chante, on rit, on pleure. On change quatre fois de siège. Rien n'y fait ; les trajets, même courts, se transforment en cauchemars. Nous appréhendons tous, Gaspard aussi, de faire de la route. Le premier cri nous glace le sang, chaque fois. Et nous finissons par comprendre que quelque chose ne va pas. C'est trop violent, trop fréquent, trop long, trop traumatisant pour être de simples crises de nerfs. Ça a quelque chose d'inhumain.

Nous retournons consulter à l'hôpital spécialisé dans les leucodystrophies. Et là, nous découvrons un aspect de la maladie que nous avions occulté jusque-là : la douleur. Non, bien sûr que Thaïs ne fait pas de caprices. Elle souffre, terriblement. Nous apprenons un nouveau mot détestable : les douleurs neuropathiques. Ces douleurs liées à des lésions du système nerveux sont lancinantes et rebelles aux analgésiques classiques. Elles sont souvent comparées à des brûlures, des coups de poignard ou des décharges électriques. C'est atroce pour des parents d'entendre cela. Nous n'avons qu'un cri : « Faites quelque chose pour que ça s'arrête ! » Pour calmer ces souffrances, le médecin prescrit un certain nombre de médicaments. Pas de ceux qui se trouvent habituellement dans une pharmacie domestique. C'est la première d'une longue, très longue série de cachets, de sirops, de pilules, de gélules, de gouttes, etc., destinés à soulager notre fille.

Cette impressionnante médication nous vaut quelques déconvenues. Nous renouvelons souvent les ordonnances, car les doses sont en constante augmentation, au rythme de la fréquence des crises. Les pharmaciens commencent à nous connaître. Mais un jour, je me rends en urgence dans une nouvelle pharmacie du quartier. Je présente la prescription de Thaïs tout en m'intéressant aux produits de beauté proposés sur le comptoir. La pharmacienne la lit, lève les yeux vers moi d'un air étonné, regarde à nouveau l'ordonnance et finit par me demander : « Excusez-moi, mais pour qui sont ces médicaments ?

– Pour ma fille.

– Votre fille, mais elle a quel âge ?

– Deux ans.

– Deux ans ? Je crois qu'il y a un problème. On ne remet pas ce genre de médicaments pour un enfant si jeune. »

Je ne m'attendais pas à ce refus. J'essaie d'expliquer : « Je sais que c'est étonnant, mais ma fille a une maladie très grave. Elle a une… » Et là, c'est le trou de mémoire ! Je suis incapable de me souvenir du nom de cette maudite maladie. Je réfléchis, tente de me rappeler, de la décrire. Sans succès. La pharmacienne m'observe d'un air de plus en plus sceptique. Elle se tourne vers une de ses collègues qui pose sur moi le même regard soupçonneux. Je cherche toujours désespérément le nom, furieuse que ma mémoire me joue des tours à ce moment précis. Sans me quitter des yeux, elles s'adressent au responsable de l'officine. Alors qu'il prend connaissance de la prescription, les mots jaillissent de ma bouche : « leucodystrophie métachromatique ». J'ai crié à travers toute la pharmacie. Je reprends, un peu moins fort : « Ma fille a une leucodystrophie métachromatique. C'est une maladie génétique dégénérative… » Le pharmacien me regarde avec compassion en hochant la tête. Il sait. «C'est bon, vous pouvez donner ses médicaments à cette dame, sans problème.»

La pharmacienne revient vers moi. Elle me tend les boîtes en me disant doucement : «Nous sommes désolés, nous ne voyons jamais de telle prescription pour un si jeune enfant. Désormais nous ne vous poserons plus de questions.» Alors que je m'avance vers la sortie en tenant le sac serré contre moi comme un précieux butin, elle ajoute : «Bon courage, à vous et à votre petite fille.»

COMME JE REGRETTE CE PETIT PIED QUI TOURNAIT. C'était la singularité de Thaïs. Je m'y étais attachée. Désormais, il ne tourne plus parce qu'elle ne marche plus. Plus du tout. Ni en donnant la main, ni en s'aidant des murs, ni en s'appuyant sur un déambulateur. Ses jambes ont renoncé à cet effort trop difficile. Le cerveau ne leur envoyait plus correctement l'information. Elles se sont battues vaillamment, puis elles ont fini par lâcher prise. Thaïs n'imprimera plus jamais ses petits pas sur le sable mouillé.

Même avec la meilleure volonté du monde, on ne peut pas lutter contre un ennemi aussi sournois que cette maladie. Thaïs a cédé. On dit que l'on perd parfois une bataille, mais pas la guerre. Je crains malheureusement que nous ne remportions ni les batailles ni la guerre contre la leucodystrophie métachromatique. Elle aura le dernier mot.

À moins que la bataille ne soit pas celle que l'on croit. Et si le combat se jouait en réalité sur un autre ring? Certes, Thaïs ne marche plus, mais a-t-elle perdu pour autant? Elle n'affiche pas une mine de défaite en tout cas.

Au contraire. Elle rassemble ses forces pour se concentrer sur d'autres fronts. Elle gagne en volonté, en patience, en lucidité. Elle utilise nos jambes pour se déplacer. Elle nous guide en montrant du doigt l'endroit où elle veut aller et indique «par là, par là» au cas où nous n'aurions pas compris. Thaïs sait plus que jamais ce qu'elle veut. Et ce qu'elle veut n'est pas nécessairement ce que nous voulons.

Nous voulons qu'elle grandisse comme les autres, qu'elle se développe comme les autres, qu'elle vive comme les autres. Nous voulons qu'elle soit comme les autres parce que nous avons peur. Peur de l'inconnu. Peur de la différence. Peur de l'avenir. Mais elle n'a pas peur. La plupart des petits enfants sont comme ça. C'est ce qui leur permet de sauter sans trembler du haut d'une table pour atterrir dans les bras tendus de leur papa. Ils n'ont pas peur et ils ont confiance. C'est là que réside la force de Thaïs. Et sa sérénité. Elle n'a pas d'inquiétude pour demain, parce qu'elle n'y pense pas. Et qu'elle a confiance en nous. Elle sait que nous serons là, quoi qu'il arrive. Elle veut continuer son petit bonhomme de chemin… même si ce chemin est escarpé et même si elle ne marche plus. Ce chemin, c'est toute sa vie. Elle l'appréhende comme il vient, sans le comparer à celui des autres. Elle en éprouve les difficultés, mais elle en apprécie également les bons moments. Toutes ces petites choses simples que nous ne voyons pas parce que nous sommes aveuglés par le chagrin et la peur.

Non, il ne tournera certainement plus jamais ce petit pied que je chéris tant. Mais ça n'empêchera pas Thaïs d'être heureuse. Et ça ne nous empêchera pas de l'aimer. Au fond, elle ne demande rien d'autre.

UN BRUIT SOURD. Thaïs vient de tomber. Encore. Ça lui arrive de plus en plus souvent, car elle tient difficilement assise maintenant. Elle est par terre dans la chambre, au milieu du jeu de construction qu'elle a démoli dans sa chute. Elle pleure. Je viens à son secours. Son frère est à côté d'elle, il tente de la relever. Je vois bien le désarroi de Gaspard, mais je ne peux m'empêcher de le réprimander. Comme chaque fois que Thaïs se fait mal alors qu'ils sont ensemble. Je lui redis de faire plus attention à sa petite sœur. J'explique une nouvelle fois qu'elle est malade, qu'elle est plus fragile que lui. Je prends Thaïs dans mes bras pour la consoler, et je laisse Gaspard seul au milieu de la pièce, tout penaud.

Des sanglots parviennent jusqu'au salon. Je retourne dans la chambre de Gaspard. Il pleure sur son lit, la tête enfouie dans l'oreiller. Je ne lui ai jamais vu un air aussi désespéré. Il me fend le cœur.

«Maman, c'est trop difficile pour moi d'avoir une petite sœur comme Thaïs. Pas parce que c'est Thaïs, mais parce qu'elle est malade. Mes copains ont de la chance, car leurs sœurs ne sont pas malades. Moi, je dois toujours faire attention quand je joue avec elle. C'est trop dur pour moi. Je ne suis pas son papa, je ne suis pas sa maman, je ne suis pas une grande personne. Je suis juste un enfant. Les enfants ne s'occupent pas comme ça des autres enfants. Ce sont les adultes qui le font. Je ne veux plus jouer avec elle parce que j'ai trop peur qu'elle se fasse mal et qu'on me gronde. Alors que c'est pas de ma faute si elle tombe, c'est parce qu'elle a une leucodystrophie.»

Je m'assieds à côté de lui le souffle coupé. Comme il a raison… Je n'avais jamais pensé à ça. Ou en tout cas jamais comme ça. Il faut reconnaître que j'ai perdu mon objectivité. Je me soucie avant tout du bien-être de Thaïs, je ne vois les situations qu'en fonction d'elle. J'ai tellement peur pour elle. Et c'est vrai, je reporte cette angoisse sur Gaspard en lui confiant des responsabilités qui ne sont pas de son âge. Il n'a même pas cinq ans… Mon attitude l'empêche de se comporter naturellement avec Thaïs. Il craint de ne pas être à la hauteur, de ne pas pouvoir empêcher sa sœur de se faire mal, de décevoir ses parents et de se faire gronder. Bien sûr qu'un frère ne doit pas être responsable de sa petite sœur, malade ou pas. Pardon, mon Gaspard. Reprends ta place de petit garçon.

C'est lui qui me console. Et qui trouve la clé. «Je sais ce qu'on va faire, maman. Quand je serai avec Thaïs et qu'elle aura un problème, je crierai : "Difficulté!" et tu viendras voir ce qui se passe. Et tu t'occuperas de Thaïs. Comme ça, moi je pourrai juste jouer avec elle. Tu sais, maman, j'aime beaucoup jouer avec ma petite sœur. Même si elle est malade. Parce que je l'aime de tout mon cœur.»

U N COUP DE PIED ME RÉVEILLE EN SURSAUT. J'ai l'impression que je viens de m'endormir. Je regarde ma montre : quatre heures du matin. Ça n'est pas une impression…

La séance de pédalo reprend de plus belle. Décidément, mon bébé n'a pas sommeil et il a décidé que je lui tiendrais compagnie ! J'enserre mon ventre entre mes mains. Je voudrais qu'à travers elles, ce petit être plein d'énergie perçoive mon amour… et tout ce que je n'arrive pas à lui dire.

On parle souvent de la grossesse comme d'une période hors du temps. Certaines femmes ressentent une sorte de plénitude, d'accomplissement, la promesse d'une vie. Ces derniers mois ont été très éprouvants pour nous. Et l'attente de ce bébé n'a pas apaisé nos craintes. Au contraire. Le 1er mars, quelques mots ont anéanti notre présent. D'autres ont hypothéqué notre avenir. Un risque sur quatre que ce bébé soit malade lui aussi… Un risque sur quatre que le cauchemar recommence. Et il en sera de même pour tous nos enfants. On peut considérer les choses positivement en se disant que cela ne représente que vingt-cinq pour cent de risques… mais c'est vingt-cinq pour cent de trop. Même un sur mille, c'est beaucoup trop pour des parents.

Comme j'envie les femmes enceintes qui, pendant neuf mois, n'ont d'autres préoccupations que leur prise de poids et le choix du prénom de leur futur chérubin! Je les envie et je leur en veux, moi qui ne peux regarder mon ventre sans trembler d'inquiétude. Quelle chance elles ont! Quel luxe! Qu'elles gardent leur insouciance; si elles devaient avoir à l'esprit toutes les maladies et les malformations possibles, elles n'attendraient jamais d'enfant.

Pendant les mois de mars et d'avril, je ne découvre pas mon cœur d'un fil. Je le renferme pour ne pas m'appesantir sur ma grossesse. J'essaie de ne pas m'attacher à ce tout-petit. Surtout ne pas penser à mon bébé. Ou plutôt ne pas penser qu'un jour il naîtra. Et qu'alors on saura. Ne pas penser pour ne pas souffrir. L'amour rend vulnérable. Alors je m'empêche d'aimer mon bébé pour supporter la situation.

Quand l'instinct maternel reprend le dessus, je le rejette aussi loin que je peux. Je voudrais retenir l'amour comme on retient sa respiration. Je suis profondément bouleversée par ces sentiments contraires, ces envies contradictoires. Loïc sent très bien la distance que je tente d'établir entre le bébé et moi. Il voit mon désarroi. Il le partage. Il a du mal, lui aussi, à imaginer la vie qui grandit silencieusement. Lui qui, en temps normal, est un père si présent, si attentionné. Un de ceux qui parlent à leur bébé à travers le ventre de leur femme. Un de ceux qui s'émeuvent à chaque échographie. Un de ceux qui guettent le moindre mouvement. Un de ceux qui décomptent avec impatience les jours avant la date de l'accouchement. Cette situation nous attriste. On voudrait se réjouir et préparer dans le bonheur l'arrivée du bébé. Mais on n'y arrive pas. Alors nous prenons une décision; ça peut paraître banal, mais c'est capital pour nous: nous allons demander si notre bébé est une fille ou un garçon. Et nous allons l'appeler par son prénom dès maintenant. Par ce geste, nous voulons rendre ce petit être plus concret, plus présent dans nos vies.

«C'est une fille.» L'échographiste marque une pause pour respecter notre émotion. Nous sommes heureux. Heureux et tristes à la fois. Ça n'est pas évident d'envisager une autre petite fille que Thaïs. L'une arrive, l'autre part…

Nous prononçons pour la première fois le prénom que nous avons choisi, d'une seule voix: Azylis. Azylis représente l'avenir, la vie. Et l'espoir. Dans le silence de mes nuits blanches, quand les coups de pied tambourinent contre mon ventre, je ne peux m'empêcher de me dire que son attente à ce moment de notre histoire n'est pas un hasard. Azylis est là pour nous redonner confiance. Je m'accroche à cette idée comme à une planche de salut. J'ai l'impression d'entendre sa petite voix me chuchoter: «Je suis là. Je suis en vie. Tout va bien.»

L'accouchement va être déclenché quinze jours avant le terme. Nous avons pu choisir la date. Et nous avons décidé qu'Azylis verrait le jour le 29 juin. Une date symbolique pour Loïc et moi: cela fera sept ans jour pour jour que nous nous aimons. Pour le meilleur. Et pour le pire.

JEUDI 29 JUIN, QUINZE HEURES TRENTE. Un souffle. Un cri. Une vie. Azylis est là, adorable, toute rose, hurlante, vivante. D'un seul coup sans prévenir, les barrages cèdent. L'amour me submerge. Je t'aime, ma toute petite fille! Et j'oublie tout: l'épée de Damoclès au-dessus de ta tête, l'horreur de la maladie qui te menace, les nuits d'angoisse, les heures de doute, la crainte de l'avenir, la peur de l'amour. J'arrête mon apnée. Il n'est plus question de retenir mes sentiments. Je t'aime !

Azylis suspend le temps en un moment de bonheur absolu. Comme si par magie le soleil avait chassé l'orage d'un coup. Il n'y a plus de traces ni de pleurs ni de pluies. C'est le miracle de la vie.

Nos larmes sont chaudes et rondes. Elles ont le goût réconfortant de l'émotion et de la joie. Oui, à cet instant, nous sommes vraiment heureux.

JE NE SAIS PAS QUEL EST LE PIRE, de l'annonce ou de l'attente. L'attente force à une passivité déroutante. Tout est possible alors, même le plus difficile. Elle nourrit le doute. Et ne fournit pas l'énergie nécessaire à celui qui se jette à corps perdu dans la bataille, même s'il sait d'avance qu'il ne triomphera pas.

Je regarde Azylis endormie dans son petit berceau en Plexiglas et je ne sais pas ce que je vois : l'espoir ou l'épreuve ; l'insouciance ou la maladie. J'essaie de trouver la réponse par moi-même : Azylis ressemble plus à Gaspard qu'à Thaïs, elle devrait donc être épargnée. Mais la génétique n'a pas cette logique. Je tente autre chose : si l'infirmière entre avant que j'aie compté jusqu'à dix, cela veut dire qu'Azylis n'est pas malade. Mais la génétique n'obéit pas à la superstition.

Le sommeil ne vient pas, cette nuit-là encore. La joie de la naissance est toujours présente, mais elle se teinte d'une ombre lourde : la peur.

Cet après-midi, Gaspard et Thaïs viennent faire la connaissance de leur petite sœur. Ils sont tous les deux attendris. Gaspard délaisse vite le bébé pour se consacrer exclusivement au déguisement de Zorro que nous lui avons offert pour fêter la naissance. Thaïs, elle, ne prête pas attention à sa nouvelle cuisinière tout équipée. Elle n'a d'yeux que pour Azylis, qu'elle caresse en répétant inlassablement : « Bébé, je t'aime, bébé. » C'est très émouvant d'assister à la rencontre de ces deux petites filles.

Thaïs me paraît si grande à côté de sa sœur. Je la regarde avec attention. Elle m'inquiète un peu ; je l'ai quittée il y a vingt-quatre heures à peine et pourtant elle me semble avoir changé. Je remarque à quel point elle tremble. Sa tête dodeline légèrement. Quand elle parle, les mots se heurtent dans sa bouche. Elle ne se tient plus droite ; elle fait le dos rond. Elle est un peu pâle aussi. Le mal évolue sournoisement. L'angoisse me serre le cœur.

Je ne veux plus la quitter, plus jamais. J'ai peur de ne pas en profiter, peur de regretter les instants passés loin d'elle. Ce déchirement, c'est une véritable épreuve, qu'on ne mesure pas assez. Il est omniprésent : je voudrais prendre du temps avec Gaspard sans délaisser Thaïs ; je voudrais passer des moments tranquilles avec Loïc sans avoir le sentiment d'abandonner ma fille. Il faudrait que je me scinde en deux, en trois, en quatre même pour vivre pleinement avec chacun. Je voudrais que tout soit possible. Une belle utopie… Le seul secours pour ne pas me désespérer, c'est encore et toujours de vivre l'instant présent. Pas plus. *Carpe diem ?* Pas tout à fait… Il n'y a plus guère d'insouciance dans notre vie.

Thaïs s'énerve. Ses cheveux lui tombent devant les yeux, elle n'arrive pas à les repousser efficacement. Son inséparable bandeau est tombé quelque part, entre la voiture et le trottoir. Gaspard commence à tourner en rond dans cet espace confiné. Azylis s'agite, elle a faim. Il est temps de se séparer. Le cœur serré, j'embrasse Gaspard et Thaïs en leur souhaitant un bon voyage. Loïc va faire l'aller et retour en Bretagne pour les déposer chez ses parents. Ça me paraît le bout du monde. Nous les rejoindrons dans quelques jours. Ça me paraît une éternité. Parce que je sais ce que cet intervalle nous réserve. Une nouvelle qui fera basculer notre vie d'un côté ou de l'autre. Définitivement. Pour l'instant, je regarde Loïc et les enfants s'éloigner. Thaïs m'échappe et me manque déjà.

U N SILENCE. QUI GRONDE, QUI ENFLE ET QUI ÉCLATE. Un silence assourdissant. Pire que le cri le plus strident. Un silence terrifiant comme le vide le plus noir. Il ne dure que quelques petites secondes. Le temps d'un souffle. Mais un souffle qui emporte tout avec lui. Tous nos espoirs et toutes nos joies.

La sentence tombe : Azylis est atteinte elle aussi. Une fenêtre se referme brutalement sur nos rêves.

Dites-moi que ce n'est pas vrai, que nous ne sommes pas là dans le cabinet du professeur, assis tous les deux comme des pantins brisés. Dites-le-moi ! Non. Malheureusement, non. Le temps des larmes n'est pas fini. Au contraire, l'épreuve redouble d'âpreté. Et nos corps sont usés. Nos cœurs sont fatigués. Nos esprits sont vidés. L'avenir que nous imaginions réconfortant et doux comme une étendue de coton s'est mué en champ de chardons où tout pique et tout déchire. Un champ de chardons infini.

Je tremble parce qu'il ne réagit pas. Il est assis sur le canapé, le regard vide, le teint livide. Silencieux et absent.

Au moment des résultats, il a juste serré ma main un peu plus fort. Alors que mon esprit se perdait dans un abîme de souffrance, Loïc évoquait la suite des événements avec les médecins, comme un automate. En sortant de la consultation, il a pris le couffin d'Azylis sans un mot pour ma sœur qui patientait dans le couloir avec elle, sans un regard pour sa fille. Aucun son n'est sorti de sa bouche sur le chemin du retour. Un trajet qui m'a paru interminable.

Maintenant, il est assis là, juste à côté de moi, mais je le sens loin, très loin. Et pour la première fois, j'ai vraiment peur. Jusqu'à maintenant, nous avons toujours réagi à l'unisson. La forme de notre réflexion était souvent différente, mais le fond restait le même. Nous vivions les choses ensemble. Nous prenions nos décisions d'un commun accord, certes après quelques discussions parfois. Mais nous sommes toujours restés soudés. Loïc et moi puisons nos forces l'un dans l'autre. Nous savons que si nous nous éloignons, le pire est à craindre. C'est pourquoi maintenant, je voudrais qu'il hurle, qu'il se révolte, qu'il tempête. N'importe quoi, mais qu'il réagisse et qu'il parle. Alors je cesserai de trembler.

Elle est là, brillante, au coin de son œil. Et quand elle coule sur sa joue, elle fissure le mur qui s'élevait entre nous. Une larme. Bienfaitrice. Salvatrice. Loïc craque. Nous sommes sauvés. Nous mêlons nos pleurs. Oui, nous pleurons sur notre avenir. Mais nous ne sombrerons pas. Parce que nous sommes ensemble. Désormais, tout le reste me paraît bien lointain. Le cœur de Loïc est contre le mien. Tout contre.

LA NUIT. LE SILENCE M'ÉTOUFFE. Il contrebalance le vacarme intérieur qui m'envahit. Je me réveille oppressée ; un étau imaginaire m'étreint le cœur et la tête. Un son monte dans ma gorge, puissant et douloureux. Un cri : «Comment? Comment va-t-on faire? Comment va-t-on surmonter un tel cataclysme? Comment va-t-on vivre avec toutes ces misères?»

Loïc m'attire et me serre dans ses bras. Il me rappelle une image que le père François, ami fidèle, a utilisée lors de notre préparation au mariage. Loïc retrouve les mots : «Concevoir l'intégralité d'une vie entière à deux, c'est au-delà de nos capacités. Cela revient à se représenter en une fois toute la quantité de nourriture que l'on va ingurgiter au cours de son existence. Ça écœure à l'avance. Oui, il y a de quoi avoir l'appétit coupé pour le restant de sa vie. Alors que si l'on se contente de manger chaque jour ce dont on a envie ou besoin, sans penser aux repas du lendemain ni à ceux d'après, ça paraît envisageable. Et pourtant, à la fin de la vie, on aura bel et bien mangé tout ce monticule de nourriture.» J'ébauche un sourire en écoutant ses paroles. Elles sonnent juste. C'est vrai. C'est une succession de jours qui forme une vie entière.

La réflexion si souvent entendue – «à chaque jour suffit sa peine» – trouve un écho nouveau à la lumière de ce raisonnement. Elle m'offre une issue de secours. Pour survivre, je vais procéder par étapes. Mon regard n'englobera pas toutes les années à venir, au risque de perdre la raison. Il s'arrêtera au soir qui tombe après une journée bien remplie. Une journée avec ses difficultés mais ses joies aussi, même ténues. Oui, nous allons vivre un jour après l'autre. Pas plus.

«Tu as entendu, c'est bizarre, je ne me suis pas demandé pourquoi mais comment.

– Oui, tu as raison, c'est étrange, moi non plus je ne me pose pas cette question. Pourtant c'est légitime de se demander pourquoi.»

Je crois qu'au plus profond de nous, nous savons que ce pourquoi-là rend fou, pour une simple raison : il n'y a pas de réponse. On connaît les raisons médicales, cette maudite conjonction de mauvais gènes. C'est une explication valable, mais ce n'est pas une réponse. Pourquoi cette maladie et cette souffrance? Et pourquoi nous? Pourquoi deux enfants atteints dans notre trio alors que la génétique parle d'un risque sur quatre? Mais la génétique ne s'embarrasse pas des lois mathématiques. Elle prélève son tribut comme elle l'entend. Nous nous rendons inconsciemment à l'évidence: nous n'avons aucun moyen de répondre à ce pourquoi. Alors notre attention se reporte instinctivement sur la question suivante: comment?

À partir de là, on peut ébaucher des solutions. Et continuer à vivre.

U NE GREFFE DE MOELLE OSSEUSE, voilà ce qui pourrait peut-être sauver Azylis. Mon ignorance en anatomie ne me permet pas de situer cette fameuse moelle osseuse. Je l'identifie à la moelle épinière. J'apprends vite la leçon, par cœur. La moelle osseuse, c'est le site de fabrication des cellules sanguines ; elle produit les globules blancs, les globules rouges et les plaquettes. Elle se situe à l'intérieur de l'os, dont elle tire son nom. La greffe consiste à remplacer cette moelle par celle d'un donneur. Une nouvelle moelle saine qui produit des cellules sanguines en bon état. Dans le cas d'Azylis, la greffe lui permettrait de fabriquer l'enzyme qui lui manque ; cette fameuse enzyme, l'arylsulfatase A, cause de tous nos tourments.

Le professeur avait évoqué l'éventualité de cette intervention lors de notre première rencontre, en avril dernier. Il l'envisageait pour notre futur bébé s'il s'avérait malade, mais pas pour Thaïs. Pour Thaïs, il était déjà trop tard. L'expérience prouve que, dans la forme infantile de la leucodystrophie métachromatique, la greffe est vaine si elle a lieu après l'apparition des premiers symptômes. En revanche, plus elle est réalisée tôt, plus les chances de succès sont grandes. À ce jour, quelques enfants atteints par cette maladie ont déjà bénéficié d'une greffe de moelle osseuse. Il semble que leur vie s'en trouve améliorée ; cependant, aucun n'est réellement guéri. Mais tous étaient plus âgés qu'Azylis au moment de l'intervention. De quelques mois seulement, mais quelques mois qui font toute la différence. Jamais le diagnostic n'a été posé aussi tôt après la naissance que pour Azylis. Voilà pourquoi tous les espoirs sont permis.

Pour cette raison, la greffe doit avoir lieu dans les plus brefs délais. Le temps presse. La problématique est presque mathématique. La greffe donne son plein effet dans les douze à dix-huit mois qui suivent l'intervention. Or, chez les enfants touchés par la leucodystrophie métachromatique, les premiers symptômes sont perceptibles entre l'âge de un et deux ans. Nous devons prendre de vitesse la maladie et la devancer. Nous jouons une terrible course contre la montre.

Il n'y a pas un jour à perdre. La greffe ne se fait pas d'un claquement de doigts. Avant l'intervention, il faut détruire la moelle osseuse du patient à l'aide d'une chimiothérapie. Elle dure en moyenne une bonne semaine. Le temps nécessaire pour annihiler toutes les cellules du malade. Puis on lui injecte la nouvelle moelle. Voilà pour le déroulement des opérations. Mais avant d'organiser les choses, nous devons franchir une étape incontournable : trouver une moelle compatible avec celle d'Azylis.

La recherche d'un donneur prend du temps, un temps infiniment précieux pour notre fille. Les médecins abandonnent tout de suite l'idée d'une greffe de moelle osseuse à proprement parler. Ils envisagent plutôt une greffe de sang de cordon qui comporte les mêmes cellules que la moelle. Dans notre situation, le sang de cordon présente plusieurs avantages : prélevé au moment de la naissance d'un enfant, il est congelé et répertorié dans des banques dédiées ; il est donc facilement localisable et rapidement disponible.

Les médecins sont dans le bloc de départ pour lancer la recherche. Ils n'attendent qu'une chose : notre accord.

« LA GREFFE N'EST PAS SANS RISQUES ni sans conséquences. » Nous le savons, mais le médecin prend soin de nous le rappeler. Nous devons prendre notre décision en connaissance de cause. L'éventualité de cette intervention avait bien sûr été évoquée au cours de la grossesse. Nous avions déjà pesé le pour et le contre. Nous étions prêts à nous lancer dans l'aventure. C'est facile d'envisager les situations quand elles sont abstraites. Tout devient plus délicat lorsqu'elles se concrétisent. Maintenant Azylis est là. Bel et bien là. Alors que faire ?

Certains patients meurent lors de la greffe. On pourrait penser que cela ne change pas grand-chose dans le cas présent puisque, quoi qu'il arrive, si l'on ne fait rien, Azylis mourra dans quelques petites années. Pourtant les deux cas sont très différents. D'une part, parce que chaque jour passé avec elle compte désormais ; d'autre part, parce que si la greffe tourne mal et qu'Azylis décède, nous pourrions nous reprocher toute notre vie d'avoir fait ce choix et nous sentir directement coupables de sa mort. C'est le débat difficile entre agir ou laisser faire. Entre la culpabilité et la responsabilité.

Un autre médecin nous rappelle que la plupart des patients greffés ne peuvent pas avoir d'enfant. Cette précision peut paraître dérisoire, mais nous la prenons très au sérieux. On pourrait penser de manière très pragmatique que si Azylis n'est pas greffée, elle ne pourra jamais être mère, puisqu'elle n'atteindra jamais l'âge requis. Là encore, la situation mérite que nous y réfléchissions posément ; en effet, si nous agissons pour tenter de la guérir, nous intervenons dans le processus de la maladie. Et nous ne savons pas quelles seront les modifications que cela engendrera. Si Azylis guérit, nous serons heureux de notre choix. Si elle meurt, nous regretterons amèrement notre décision. Mais si elle ne guérit pas tout à fait… Si elle développe la maladie jusqu'à un certain stade et qu'elle stagne ensuite pendant le reste de ses jours, sans pour autant que ceux-ci soient en danger… Elle pourrait alors nous reprocher d'être intervenus. Elle pourrait nous tenir directement responsables de sa stérilité, de ses infirmités. Parce que le mieux est l'ennemi du bien.

Nous y réfléchissons, bien sûr, mais nous croyons en notre âme et conscience que c'est notre rôle de parents de tenter une greffe. Tous les jours, quand on a des enfants, on pose des actes à leur place. On prend des décisions qui les concernent. On le fait sans culpabiliser parce que l'on pense au plus profond de soi que c'est bon pour eux. On ne leur demande pas leur avis avant de les nourrir, de les habiller, de les laver. De les soigner. Ou de tenter de le faire. C'est notre instinct de parents qui nous guide.

Je me souviens d'une phrase magnifique du professeur Jean Bernard, éminent cancérologue. Il disait qu'il faut « ajouter de la vie aux jours lorsqu'on ne peut plus ajouter de jours à la vie ». Cette citation m'inspire l'engagement que nous prenons aujourd'hui pour Azylis. Nous allons tout faire pour ajouter des jours à ta vie, ma chérie. Ensuite, nous ferons tout pour ajouter de la vie à tes jours. Quoi qu'il arrive.

CRUELLE JOURNÉE. Les tentes sont déployées, les bouquets arrangés, les buffets dressés. Le ciel promet d'être clément en ce beau samedi de juillet. Heureusement : aujourd'hui, la petite sœur de Loïc se marie. La maison s'anime comme une ruche. Chacun s'apprête, se prépare, s'inspecte et se pare. Je déplie ma robe, songeuse. Je jure dans ce décor. Mes couleurs sont feintes, sauf le rouge de mes yeux gonflés. Et le gris de mon cœur en berne. Je suis en deuil. En deuil d'un avenir souriant. En deuil de rêves. Quelle grinçante ironie du calendrier ! Je n'ai nulle envie de faire la fête. Je n'ai ni le cœur ni le corps à ça. Azylis a huit jours. Depuis quarante-huit heures à peine nous savons.

J'aperçois Gaspard qui joue au loin avec ses cousins dans son costume d'enfant d'honneur déjà couvert de taches. Ça n'est pas le même petit garçon qu'hier soir, celui que j'enserrais de toutes mes forces pour calmer son chagrin. Douloureux souvenir que celui de l'annonce à Gaspard et Thaïs… Quand nous lui avons dit que sa petite sœur était malade elle aussi, Gaspard s'est effondré. Il avait reporté tant d'espoirs sur ce bébé. J'ai lu dans ses yeux le même sentiment de vide que celui qui m'habite. «Je ne peux pas être le seul enfant de la famille à devenir grand. Je veux grandir avec mes sœurs. Maman, c'est pas possible. Azylis ne peut pas être malade.» Nous avons essayé de le rassurer, de le consoler. En vain. Aucun mot ne vient à bout de cette peine-là. Thaïs, elle, est restée silencieuse. Puis elle s'est penchée vers ce tout petit bébé et l'a enveloppé dans ses bras menus. Elle l'a regardé intensément et lui a murmuré: «Je t'aime, bébé.» C'est tout.

Ce matin, Gaspard s'est réveillé apaisé. La nuit a chassé sa peine. «C'est la fête aujourd'hui. On va avoir des gâteaux, du Coca et de la musique. Je veux me coucher le plus tard du monde.» Moi, j'aurais voulu ne pas me lever, pour ne pas vivre cette journée. Les invités commencent à arriver. Ils ont l'air heureux. Ils s'embrassent, ils parlent, ils rient, ils trinquent. Moi, je pleure. Pourtant je suis là. Je ne vais pas jouer les épouvantails ni les trouble-fête. Si je ne veux pas que notre vie se transforme en un déluge de larmes, il faut que j'apprenne à saisir les instants festifs, à reconnaître les belles choses, à apprécier les bons moments. Et aujourd'hui, quoi que mon cœur en pense, c'est un jour de fête. Aussi, en même temps que ma robe, je revêts un sourire de circonstance. Un peu contraint peut-être. Peu importe. Je constate que Loïc a pris la même décision. Il arrive à dépasser sa tristesse pour se réjouir sincèrement du bonheur éclatant de sa sœur. Sa force me donne du courage.

Azylis est toute belle pour sa première sortie dans le monde. Les uns après les autres, les invités viennent l'admirer; chacun se fend d'un joli compliment ou d'un petit mot gentil. Personne ne fait allusion à sa maladie. Mais au détour d'un regard brillant, d'une pression sur mon épaule, d'un baiser plus appuyé sur ma joue, je perçois une compassion unanime. Je comprends que tous ceux qui nous sont chers vivent une situation difficile aujourd'hui. Malgré cela, ils sont à la fête, comme nous. La plus belle preuve de leur solidarité, c'est leur sourire. Ils savent que Loïc et moi déployons tous nos artifices pour paraître joyeux. Alors ils s'emploient à nous soutenir dans cet effort. Et pour la première fois de la journée, je souris vraiment. Un sourire plein de larmes, d'émotion cette fois.

Le soir tombe fraîchement. Par la fenêtre ouverte de ma chambre montent les sons de la fête. Gaspard et son papa font honneur à la soirée. Ils ne rentreront qu'à l'aube, exténués et heureux. Azylis dort lovée contre mon sein. Installée sur mon lit, je fredonne la musique lointaine en contemplant ma jolie petite fille. Je suis bien.

Après ce court week-end familial, Azylis est hospitalisée à Paris pour deux jours d'examens intensifs. C'est l'occasion de faire un bilan complet de son état; il servira de point de référence pour les mois à venir. Là, les médecins constatent que, dès le plus jeune âge, la maladie imprime sa marque : les vitesses de conduction nerveuse sont déjà imperceptiblement ralenties. Azylis fait également l'objet d'une analyse de sang poussée pour déterminer avec précision sa composition sanguine; à partir de là, on peut interroger toutes les banques de sang de cordon partout au monde, en espérant qu'il y a quelque part une poche de sang compatible.

À l'occasion de ce passage à l'hôpital, le professeur nous apprend une nouvelle contrariante : la greffe ne pourra pas avoir lieu à Paris. Nous sommes accablés : l'un des hôpitaux parisiens qui pratiquent habituellement ce genre d'intervention se trouve à cinq stations de métro de chez nous. Au lieu de quoi, nous allons devoir nous expatrier plusieurs mois à plus de mille kilomètres de là : à Marseille ! Tout se complique. Où allons-nous habiter ?

Que faire pour la scolarité de Gaspard? Et le travail de Loïc? Comment va réagir Thaïs dans un environnement inconnu, elle qui a tant besoin de ses repères? Ce départ est difficilement envisageable dans un tel contexte. Pourtant nous n'avons pas le choix. La vie d'Azylis en dépend.

NOTRE PREMIÈRE URGENCE est de trouver un logement à Marseille. L'hôpital nous propose une chambre à la Maison des parents, mais elle ne peut pas accueillir toute notre famille. Or, notre priorité absolue, c'est de rester ensemble. Nous lançons donc un appel tous azimuts. Le bouche-à-oreille bat son plein. Les réponses ne tardent pas et la solution paraît tomber droit du ciel. Chantal, une tante éloignée que je n'ai jamais vue, nous ouvre ses portes et son cœur. Sans nous connaître, elle nous offre sa maison à Marseille. Une maison suffisamment vaste pour que nous y logions tous et libre jusqu'à la fin septembre. C'est inespéré. Chantal ne demande même pas à nous rencontrer avant, elle nous fait instinctivement confiance. Elle agit par pure et simple générosité. Je ne pensais même pas que cela existait encore. Merci!

Une autre bonne nouvelle nous attend : le professeur a déjà trouvé une poche de sang de cordon correspondant aux caractéristiques sanguines d'Azylis. Elle se trouve aux États-Unis. C'est émouvant de penser qu'un jour, quelque part de l'autre côté de l'Atlantique, une maman a donné le sang du cordon ombilical de son nouveau-né, et qu'aujourd'hui, ce sang peut sauver notre petite fille. *Thank you!*

Les événements se précipitent alors. Notre départ est imminent. Azylis est attendue début août à l'hôpital marseillais. Là, elle sera opérée pour lui poser un cathéter central, un système de perfusion implanté sous la peau.

Puis, le 8 août, elle prendra ses quartiers dans sa chambre stérile. Pour une durée indéterminée. En attendant, nous ne voulons pas perdre une minute de nos moments en famille. Nous nous imprégnons les uns des autres. Ces précieux instants sont abrégés trop vite. L'état de Thaïs empire brutalement.

ÇA N'EST PAS LE FAIT DU HASARD, J'EN SUIS SÛRE. Thaïs a tenu bon jusqu'à notre retour de l'hôpital avant de perdre la parole. Je crois même qu'elle a fait une réserve de mots doux durant les derniers jours. Elle n'a jamais autant dit: «Je t'aime.» Puis un matin, elle s'est tue. Définitivement. Quel choc! On avait bien noté que depuis quelque temps chaque parole lui coûtait un effort, mais on n'avait pas imaginé l'échéance si proche.

Devant ma petite fille muette, je suis triste et perdue. Du haut de ses deux ans, elle commençait tout juste à bien parler. Ces premiers mots résonnent encore, ses «papa» et ses «maman» balbutiants. Elle ne les dira plus jamais. Alors, comment va-t-on faire pour communiquer? C'est si important de dire ce que l'on veut, ce que l'on aime, ce que l'on pense. On a besoin de parler pour s'exprimer, pour se comprendre. Le dialogue crée une proximité. Le silence de Thaïs m'intimide et me fait souffrir. Mais elle, non. Une fois encore, elle accueille les événements avec le plus grand naturel. Elle ne se dit pas «plus jamais» ou «pour toujours». Elle vit l'instant présent. Et à cet instant, elle ne parle plus. Moi, j'ai envie de crier pour elle. Elle nous regarde silencieusement, et son silence semble nous dire : « Faites-moi confiance. »

A-t-on d'autre choix que de la suivre ? Que de lui accorder la confiance qu'elle réclame ? Nous nous laissons guider aveuglément dans son apprentissage d'une communication différente. Au fil des jours, elle va nous apprendre à dialoguer autrement. Elle nous force au silence. Elle nous invite à entendre autre chose que des paroles. Elle module les sons, intensifie les regards, précise les gestes. Elle développe toute une palette de sourires, de mouvements, d'attentions. Elle crée un autre langage. Son langage. Grâce à lui, nous apprivoisons son mutisme. Pour comprendre Thaïs, nous oublions ce que nous savons de l'art de communiquer. Tous nos sens sont à l'écoute. Nous guettons les mouvements, nous décryptons les soupirs, nous décodons les œillades. Bientôt, nous ne réalisons même plus qu'elle ne parle pas. Nous avons l'impression de l'entendre. Et nous la comprenons parfaitement. Nous entrevoyons grâce à elle l'immensité de la communication au-delà de la parole.

Ses « je t'aime » ne me manquent plus ; je ne les entends pas, mais je les sens, je les ressens.

LE DÉCLIN DE THAÏS NE SE LIMITE PAS À LA PAROLE, malheureusement. Au cours de ce mois de juillet déjà bien éprouvant, une nuit, un pressentiment me réveille brusquement et me conduit dans sa chambre. Je la trouve allongée dans son lit, brûlante, les yeux révulsés, le corps tremblant. Le médecin appelé en urgence diagnostique un état de dénutrition et de déshydratation sévère. Elle est hospitalisée sur-le-champ. Là, la balance nous révèle brutalement la réalité : huit kilos ! Thaïs ne pèse plus que huit kilos !

Ces dernières semaines, elle mangeait peu, très peu en fait; tout comme elle n'arrivait plus à parler, elle éprouvait de grandes difficultés à mâcher et à avaler. Nous avions consulté un médecin qui lui avait prescrit des crèmes-desserts hyperprotéinées, mais ce n'était pas suffisant. Au point de mettre aujourd'hui ses jours en danger.

C'est impensable : Thaïs était en train de partir douce-ment, sans que nous ayons perçu la gravité de la situation. Ce n'est pas de la négligence, c'est de l'inconscience. Réaliser l'ampleur des désastres causés par cette maudite maladie dépasse nos capacités humaines. Même si l'on sait ce qu'elle va engendrer, on ne peut pas l'intégrer au quotidien. D'autant que l'état de Thaïs n'est pas figé. Il se dégrade sans discontinuer, ce qui nous demande une adaptation constante.

C'est la grande difficulté avec les maladies dégéné-ratives. On ne peut rien considérer comme acquis. Je pense que c'est encore plus difficile à accepter quand la maladie touche un enfant. Elle a stoppé Thaïs en pleine phase d'apprentissage. La marche, la parole, la propreté, l'indépendance, tant de progrès récemment accomplis. Et déjà en perte de vitesse. Sa vie me fait l'effet d'une sinistre courbe de Gauss ; une ascension pas à pas, sèche-ment interrompue pour plonger dans une chute vertigi-neuse. Oui, le déclin de Thaïs me donne le vertige. Et nous ne sommes pas au bout de nos peines... ni de nos découvertes. Il résonne à nouveau au fond de moi : « Si tu savais. »

Désormais, il va nous falloir être plus vigilants et prendre au sérieux chaque poussée de fièvre, chaque modification de son comportement. Pour l'instant, il faut que Thaïs arrive à remonter une bien mauvaise pente. Elle peine tant elle est faible. Elle est alimen-tée par perfusion et parvient parfois à manger quelques bouchées. Chacune est une victoire. Après quelques jours aux soins intensifs, elle est transférée pour être au plus près de l'équipe médicale qui la suit habituellement. Je ne peux pas l'accompagner parce que je prépare notre départ imminent pour Marseille. Cette séparation me met au supplice. J'ai eu si peur de la perdre. Maintenant je redoute de ne pas être là alors qu'elle aurait besoin de ma présence. Toujours ce déchirement. Je demande à maman de rester auprès d'elle. Elle ne va pas la quitter un instant. Je n'ai donc pas d'inquiétude à avoir. Elle est bien prise en charge médicalement, maman s'en occupe à merveille, Loïc passe toutes les soirées avec elle. Je sais qu'elle est entre de bonnes mains. Je suis pourtant triste, je voudrais juste qu'elle soit entre les miennes.

O N ARRIVE À MARSEILLE comme certains montent sur un ring : avec la peur au ventre et la rage de vaincre. Mais contrairement aux boxeurs qui maîtrisent leur discipline, nous allons au combat en aveugle. Nous ignorons tant de paramètres. Nous ne sommes pas préparés pour faire face à ce genre de situation. Qui le serait d'ailleurs ? La lutte est désespérément déséquilibrée. Nous avons l'impression de nous retrouver face à une armée surentraînée. David avait la chance de n'affronter qu'un seul Goliath…

Au milieu de cet horizon hostile, la maison de Chantal nous fait l'effet d'un havre de paix. C'est un petit coin de paradis situé en plein cœur de la cité phocéenne, avec un joli jardin ombragé, des pièces spacieuses et fraîches. Le lieu respire le calme et la tranquillité. Nous savons d'instinct que nous serons bien ici, entre ces murs accueillants. C'est là que nous viendrons puiser de nouvelles forces après des journées et des nuits éprouvantes à l'hôpital.

Chantal n'est pas là. Elle a laissé les clés à sa belle-fille Laurence. C'est elle qui nous fait visiter la maison. Elle nous accueille avec la chaleur caractéristique des gens du Sud. «Bienvenue! Vous êtes ici chez vous. Si vous avez besoin de quoi que ce soit, nous sommes juste à côté.» Le ton est donné: nous nous sentons en famille.

Gaspard est ravi, lui qui rêve d'habiter une maison. À peine descendu de la voiture, il attrape un grand bâton et part à la chasse aux fourmis dans le jardin. On l'entend crier de loin: «Ça va être génial ici!» C'est beau l'insouciance...

Mes parents s'installent avec nous à Marseille. Ce sont eux qui ont insisté pour venir. Au départ, quand ils nous ont fait part de ce projet, nous avons eu quelques réticences. Nous ne voulions pas les impliquer trop lourdement dans cette aventure hasardeuse. Nous souhaitions les préserver. Mais leur décision s'est avérée intangible. Et sage. Ils avaient bien compris qu'à nous seuls, Loïc et moi, nous ne pourrions pas nous occuper de nos trois enfants. Pour de simples raisons logistiques: nous n'avons pas le don d'ubiquité! Comment gérer à deux les trajets jusqu'à l'école, les repas, les mercredis*, les week-ends, les allées et venues à l'hôpital? Et tous les aléas? C'était irréalisable, à moins d'une gymnastique invraisemblable et d'une énergie que nous n'avions pas. Nous avons donc accepté leur proposition avec beaucoup de reconnaissance. Afin d'être sûrs de ne jamais nous faire défaut, ils se sont organisés avec mes beaux-parents pour se relayer tous les quinze jours à nos côtés. Aussi longtemps que durera notre exil marseillais.

Mes parents ont pris le premier quart. Mon père est particulièrement heureux de ce séjour: son sang méridional se reconnaît tout de suite chez lui ici. Il a hâte de faire découvrir sa ville natale à ses petits-enfants.

Ainsi, chacun de nous prend ses quartiers dans la maison. Une fois la montagne de valises défaite, nous

* Le mercredi est le jour de repos scolaire en France.

savourons un repos bien mérité. D'autant que la journée de demain s'annonce éprouvante : Azylis entre à l'hôpital. Et nous allons retrouver Thaïs, mais pas à la maison malheureusement. Elle va être transférée directement dans le même hôpital que sa sœur. Deux étages en dessous.

LE COULOIR N'A PLUS DE SECRET POUR MOI. Je l'ai arpenté cent fois en long et en large. Chaque fois que la porte des admissions s'ouvre, je me précipite. J'attends Thaïs. Loïc est rentré à Paris tôt dans la matinée pour l'accompagner durant le trajet. Je ne maîtrise plus mon impatience. Je lui ai déjà téléphoné à maintes reprises pour savoir où ils étaient. Aux dernières nouvelles, ils arrivaient enfin à Marseille. Ils devraient être là dans quelques instants. Que les minutes sont longues quand on attend… Ça fait plus d'une semaine que je n'ai pas vu Thaïs. J'ai hâte de la retrouver. J'entends la porte du couloir s'ouvrir une nouvelle fois. Je me retourne. Elle est là.

Je l'étouffe entre mes bras et la couvre de baisers avant de la regarder mieux. Ses joues se sont légèrement arrondies, même si elle reste très maigre. Elle est pâle et elle a l'air si fatiguée. Mais elle a retrouvé son beau sourire, et au fond de ses yeux brille à nouveau cette petite étincelle de vie. Même s'il va falloir encore du temps pour qu'elle soit vraiment en forme, je sais qu'elle est sur la bonne voie. Pour cette fois en tout cas.

Azylis s'agite dans son couffin. Elle aussi va bientôt gagner sa chambre deux étages plus haut. Pour l'instant, elle vient rendre une petite visite à sa grande sœur. Thaïs est toute contente de la retrouver. Sa joie nous touche profondément. Je crois qu'il existe une réelle solidarité entre ces deux petites filles malades. Une complicité instinctive qui va bien au-delà des simples liens du sang. Gaspard est là aussi, tout fier au milieu de ses sœurs.

Le cadre est peu propice aux retrouvailles, mais nous ne prêtons attention ni aux murs impersonnels de la chambre exiguë ni aux intrusions des infirmières. Nous sommes au-dessus de tout cela. Je voudrais que le temps s'arrête. Pour toujours.

Tout a une fin, surtout les meilleurs moments. C'est l'heure des soins de Thaïs. En plus des inévitables prises de température et de tension auxquelles aucun patient hospitalisé ne peut échapper, il faut changer la sonde nasale qui lui permet de s'alimenter. Désagréable pour elle, ce geste peut être impressionnant pour Gaspard. Nous nous séparons donc à nouveau. Gaspard rentre à la maison ; Azylis découvre sa chambre d'hôpital ; Thaïs prend ses marques dans la sienne. Chacun va de son côté.

Désormais, notre point de rencontre sera l'hôpital. Et tant qu'Azylis n'aura pas intégré l'unité stérile, nous pourrons nous retrouver tous ensemble auprès de Thaïs. Et même nous offrir une petite escapade dehors, dans l'aire de jeux de l'hôpital. Tous les cinq. Comme une famille normale.

O N NE VOIT PLUS QUE DEUX YEUX NOIRS. Deux yeux étonnés qui émergent entre un bonnet et un masque disproportionnés. Azylis est emmitouflée dans une blouse stérile démesurément grande pour elle. Après une bonne toilette à l'antiseptique, elle a revêtu la panoplie complète obligatoire pour franchir les portes de l'Upix, l'unité stérile de l'hôpital. Ainsi fagotée, elle paraît encore plus petite. L'unité n'est pas équipée en tenues taille naissance ; elle reçoit rarement d'aussi jeunes patients. Azylis a tout juste cinq semaines… Nous avons donc composé avec les moyens disponibles. Qui peut le plus peut le moins ; on a retroussé les manches, noué ici et là, multiplié les revers. Le résultat final n'est pas si mal. Loïc apparaît dans le même accoutrement. J'éclate de rire. C'est la première fois que je le vois dans cette tenue qui va bientôt devenir notre uniforme. Je regrette de n'avoir pas pris mon appareil photo ! Nous retrouvons vite notre sérieux ; le moment tant redouté arrive. Loïc prend Azylis dans ses bras et l'emmène dans la pièce stérile. Je les accompagne jusqu'à l'entrée de l'unité.

Quand la porte se referme derrière eux, je réalise que je n'ai pas embrassé Azylis avant qu'elle ne s'en aille. Et je prends conscience que je ne pourrai pas le faire avant plusieurs mois… Les baisers ne sont pas autorisés dans l'unité stérile. Je me sens déjà comme une droguée en manque. Le lien physique qui m'unit à mon bébé est encore très fusionnel. J'ai besoin de le sentir, de le toucher, de l'embrasser. Que la distance est douloureuse !

L'accès à l'Upix est très réglementé. On n'y entre pas comme dans un moulin. Chaque patient ne peut avoir auprès de lui qu'une personne à la fois. Pas plus. Les visites elles aussi sont contrôlées. Il faut tout d'abord montrer patte blanche en s'annonçant dans un interphone. Une première porte s'ouvre sur un sas où seuls les visiteurs autorisés pénètrent. Là, ils peuvent voir les patients, à travers des vitres bien sûr, pas directement. Il y a une fenêtre par chambre. À côté de la fenêtre, un téléphone permet de communiquer avec les personnes situées à l'intérieur.

Loïc va passer cette première journée avec Azylis. J'attends un peu avant de me présenter devant la vitre. Je passe la tête timidement. Ils sont déjà là tous les deux. Loïc s'affaire autour de sa fille ; il vérifie toutes les installations. Azylis dort tranquillement dans son lit. Elle est maintenant débarrassée de son bonnet et de son masque. Loïc lui a mis un adorable pyjama rose. Elle a l'air bien. Pas moi. Je n'arrive pas à maîtriser mon émotion. Maintenant qu'elle est effectivement dans sa chambre stérile, j'entrevois ce qui l'attend. Et ça m'effraie terriblement. Ma voix s'étrangle dans l'interphone. Je ne veux pas communiquer mon angoisse à Loïc. Il vaut mieux que je m'en aille. J'envoie donc un baiser à ma petite fille, de loin, très loin, trop loin, et je pars.

Je descends voir Thaïs. Elle sommeille elle aussi. Maman veille sur elle. Je n'ai plus rien à faire à l'hôpital pour le moment. Je retourne donc à la maison accueillir Gaspard qui rentre de promenade. Soudain en chemin, je m'arrête sur l'accotement. Et je pleure toutes les larmes de mon corps. Je me sens seule et vide, désespérément vide.

SE DÉSHABILLER. Ranger ses vêtements dans le placard. Enlever ses chaussures. Enfiler le pantalon et la blouse. Mettre les couvre-chaussures bleus. Se désinfecter les mains. Passer la porte du vestiaire. Se laver les mains. Puis les désinfecter. Passer la deuxième porte. Longer le couloir. Entrer dans le sas. Se désinfecter à nouveau les mains. Mettre un masque sur le nez et un bonnet sur les cheveux. Enfiler des couvre-chaussures blancs. Passer une surblouse stérile. Non, l'inverse, la surblouse en premier. Se désinfecter les mains et recommencer dans l'ordre. Se désinfecter encore les mains. Pousser la porte de la chambre sans toucher la poignée avec les mains. Entrer dans la zone de flux laminaire en écartant le rideau de lattes de plastique verticales. Avec les coudes, pas les mains. Et là, cesser de respirer. Ou presque.

Ce rituel se répète chaque fois que nous allons rendre visite à Azylis. Inutile de préciser qu'il vaut mieux ne rien oublier à l'extérieur. Sous peine de devoir tout recommencer. J'ai hélas pour malheureuse habitude de laisser les clés de la voiture dans ma poche au vestiaire. Combien de fois Loïc viendra me les réclamer par l'interphone, une fois que je suis bien installée dans la chambre !

Malgré ces petites contrariétés, nous nous plions de bonne grâce aux contraintes de la procédure. Ces précautions strictes sont le prix à payer pour entrer en contact avec notre bébé. C'est d'ailleurs l'un des avantages de notre venue à Marseille. Ici, l'enfant n'est pas isolé dans une bulle stérile ; il est installé dans une vraie chambre. Petite, certes, mais une chambre malgré tout, où les patients peuvent être accompagnés. La pièce est scindée en deux parties séparées par un rideau de lattes en plastique. L'habitacle dans lequel se trouve le malade est équipé d'un système de flux laminaire vertical. En effet, le plafond contient un filtre absolu à travers lequel l'air passe. L'air ainsi assaini balaie verticalement l'espace. Voilà qui assure la stérilité des lieux.

Dans le service des greffes, l'ennemi est microscopique. On cherche à débusquer la plus infime bactérie, le moindre virus, le plus petit microbe. Parce que toute contamination peut avoir des conséquences dramatiques. Les consignes sont donc draconiennes : tout objet qui pénètre dans la pièce doit être stérile. Il en va ainsi pour les biberons, les couches, les doudous, les jouets, etc. Les vêtements sont nettoyés à plus de 100 °C puis livrés dans la chambre sous plastique hermétique. Les jolies petites robes d'Azylis vivent très mal ce traitement… Je mets vite de côté ma coquetterie et je les remplace par des pyjamas et des sous-vêtements.

La chasse au germe ne saurait être parfaite sans un ménage quotidien approfondi. Les préposés à l'entretien sont de véritables fées du logis. En un temps record, ils nettoient la pièce de fond en comble. J'en profite pour apprendre quelques techniques de nettoyage aussi rapides qu'efficaces. C'est toujours utile.

À L'Upix, toutes les chambres portent des noms de personnage de la célèbre bande dessinée *Astérix le Gaulois*. Ironie du sort ou clin d'œil du destin, celle d'Azylis s'appelle Obélix. Ça nous amuse, car Azylis a plutôt les mensurations d'Idéfix… Mais elle a tout de même une place légitime dans l'enceinte d'Obélix :

à défaut d'avoir son poids, elle a la même force que l'invincible compagnon d'Astérix, j'en suis sûre. Et puis, elle aussi est tombée dedans quand elle était petite. En quelque sorte.

L'espace dédié à Azylis est particulièrement exigu. Le mobilier est réduit au strict minimum : un lit à barreaux, une télévision, une table, un téléphone. Et une impressionnante panoplie d'appareils médicaux. Il n'y a pas la place pour un lit d'adulte sous le flux laminaire. Pourtant, Loïc et moi souhaitons rester jour et nuit auprès de notre bébé. On nous installe alors un fauteuil spécial, qui une fois déplié peut faire office de lit au confort plutôt rudimentaire. Je bénis mon mètre soixante, car j'arrive à me caler plus ou moins bien sans que mes pieds dépassent. Mais peu importe l'inconfort du couchage. Même avec un excellent matelas et un duvet moelleux, nous ne dormirions pas bien : à cause du stress sans doute, de l'atmosphère confinée des lieux certainement et de la tenue surtout. Nous avons souvent trop chaud avec toutes ces épaisseurs sur le corps, et nous ne nous habituerons jamais à dormir avec un masque.

Nous adoptons le rythme des trois-huit ou presque. Nos journées sont scindées en trois plages horaires : une partie avec Thaïs, une autre avec Azylis et la dernière à la maison à profiter un peu de Gaspard. Le partage n'est pas très équitable. On répartit en fonction de la gravité. Azylis nous prend un temps considérable parce que nous sommes les seuls autorisés à rester avec elle. Et nous ne voulons pas la laisser seule. Elle est bien trop petite… Thaïs aussi a besoin d'une présence constante, mais maman peut nous relayer. Quant à Gaspard, il demande de l'attention bien sûr, mais finalement il ne nous réclame pas beaucoup. Il a lui aussi un emploi du temps très chargé ! Entre les expéditions dans le jardin, les balades au vieux port, la découverte de la ville et les après-midi à la plage, il n'arrête pas une minute. Un soir, alors que je rentre exténuée de l'hôpital, il se jette à mon cou et me confie en souriant : «Maman, je suis très content d'être en vacances à Marseille. On fait plein de choses nouvelles. C'est une bonne idée d'être venus là.» Il n'a pas encore réalisé que nous ne sommes pas ici uniquement pour les grandes vacances. S'il savait…

J E NE PENSAIS PAS QUE CE SERAIT AUSSI ÉPROUVANT. En soi, ce n'est pas grand-chose ; juste un petit trou dans le ventre, fermé par un «bouton». Un accès direct à l'estomac pour nourrir plus facilement Thaïs. C'est devenu vital pour elle. Dans un premier temps, on avait opté pour une sonde nasale. Grâce à cela, Thaïs était bien alimentée, mais ce système ne lui convenait pas. La sonde la gênait ; elle l'arrachait dès que les infirmières avaient le dos tourné. Les médecins nous ont alors parlé d'une méthode plus intrusive mais bien plus efficace : la gastrostomie. Nous avons essayé d'esquiver jusqu'à ce que l'on nous mette face à la réalité : Thaïs ne peut presque plus déglutir. Cela pose un problème de nutrition certes, mais pas seulement. C'est dangereux pour elle de s'alimenter par la bouche. À chaque bouchée, elle risque de faire une fausse route fatale : les aliments peuvent emprunter un mauvais trajet et se diriger vers les voies aériennes au lieu de l'œsophage. Thaïs ne pourra donc plus jamais manger normalement. Voilà qui met fin à nos réticences.

L'opération s'est bien passée. Thaïs se réveille doucement. Je soulève le drap. Un petit tuyau sort de son ventre, juste au-dessus du nombril. C'est propre et net. Ça n'a pas l'air de lui faire mal. C'est pratique et facile d'accès. Oui, les avantages sont nombreux, je le sais. Mais cette intervention me touche profondément : je ne pourrai plus jamais donner à manger à ma fille. Quelle frustration ! C'est instinctif, ce désir de nourrir son enfant. Désormais, je devrai programmer sur une machine les « repas » de Thaïs, en déterminer l'heure, la durée et la quantité. Je déteste cette idée de l'alimenter artificiellement, avec une espèce de liquide à l'aspect peu engageant. Elle ne connaîtra plus le goût des bonnes choses, la saveur des aliments, le salé, le sucré. Elle si gourmande...

L'infirmière m'arrache à mes sombres pensées en m'annonçant : « Je vais vous montrer comment mettre en marche le gavage. » Ah non, ça jamais ! Quelle horreur ! On ne peut pas parler de « gavage » pour nourrir une petite fille. Ce n'est pas une oie du Périgord ! L'infirmière a utilisé ce terme par réflexe ; c'est l'expression consacrée dans le milieu médical. Je contiens difficilement ma réaction, et parviens à lui demander plus ou moins calmement de ne pas employer ce mot. Elle s'excuse toute gênée et corrige : « Alimentation, ça vous va ? » C'est beaucoup mieux. À partir de ce jour, Loïc et moi veillerons toujours scrupuleusement à ce que le gavage reste l'apanage des gallinacés. Il ne s'agit pas là d'ergoter sur un terme, mais de garder à Thaïs toute sa dignité. En toutes circonstances.

En apparence, il ne se passe rien. Azylis dort paisiblement dans son petit lit à barreaux, comme tous les nourrissons de son âge. Elle a le teint rose, la respiration tranquille, le pouls régulier. Bien sûr, il y a tous ces appareils médicaux autour d'elle, mais si on fait abstraction de cet équipement, tout semble normal. En apparence seulement. Car à l'intérieur, c'est Hiroshima.

La chimiothérapie vient de commencer. Le principe d'une greffe de moelle osseuse peut se résumer sommairement ainsi : on rase tout puis on reconstruit sur de nouvelles fondations, plus saines. Là, on a mis en marche les bulldozers. Le *timing* est très précis. En huit jours, il faut détruire toute la production de cellules sanguines d'Azylis. La chimiothérapie doit donc avoir une efficacité dévastatrice et fulgurante. Le dosage est révélateur. Azylis, avec ses quatre petits kilos, reçoit une dose équivalente à celle prévue pour un poids de cent kilos ! Obélix pointe encore son nez...

Nous ne quittons pas un instant notre jolie petite Gauloise. Nous scrutons la moindre de ses réactions, attentifs à toute manifestation suspecte. Mais elle a l'air de tenir le coup. Chaque jour, les médecins nous informent de l'évolution de la chimio. Ils nous restituent fidèlement la numération des « polynucléaires neutrophiles », des « hématies », etc. Ces termes médicaux ne nous parlent pas beaucoup ; leurs valeurs ne nous évoquent rien. Il nous faut chaque fois décrypter, comprendre puis traduire un vocable bien spécifique. La médecine a du mal à se plier à la vulgarisation... On nous explique plus simplement que les cellules sanguines diminuent rapidement. Le traitement est efficace. Azylis va bientôt atteindre le moment propice pour la greffe.

Pour l'instant, nous redoublons de vigilance, car avec un taux de globules blancs en perte de vitesse, Azylis est privée de défenses immunitaires. Elle entre dans une période d'aplasie où toute infection peut être fatale. À partir de maintenant, elle est sans défenses. Au sens propre comme au sens figuré.

Ce matin, Azylis n'a pas voulu boire son biberon. Là encore, au milieu de la journée, elle fait la grimace et pleure à chaque gorgée. Je ne comprends pas ce qu'elle a. Nous n'avons rien changé, ni la tétine ni le lait. Quelque chose ne va pas. Le médecin m'éclaire : Azylis a une mucite buccale, c'est-à-dire une ulcération de la bouche et de la gorge. C'est l'un des inconvénients de la chimiothérapie. Jusque-là, elle avait juste perdu ses cheveux, ce qui n'est pas très flagrant chez un bébé de six semaines qui n'a qu'un duvet d'oisillon sur la tête !

La mucite est un effet secondaire particulièrement douloureux du traitement. C'est aussi désagréable que d'avoir des colonies d'aphtes dans toute la gorge. Azylis refuse donc de boire parce que ça lui fait mal. C'est problématique, car il ne faut surtout pas qu'elle perde ses forces. Elle en a vraiment besoin. La solution est simple. Elle va être alimentée par perfusion.

La mise en place est aisée : la perfusion est branchée sur le cathéter central ; ce cathéter posé sous la peau d'Azylis avant son entrée à l'Upix est le passage obligé pour tous les traitements qu'elle recevra pendant son séjour dans l'unité stérile. C'est par là que sont transmis les médicaments, la chimiothérapie, et désormais la nourriture.

À partir de ce jour, et pendant plus de deux mois, mon bébé ne va plus boire une goutte de lait. Azylis va même perdre le réflexe de déglutition. Je suis très désemparée : je ne peux nourrir aucune de mes deux filles… C'est difficile à accepter pour une maman.

Pourquoi les choses ne se passent-elles jamais comme on le souhaite ? Thaïs devait enfin sortir de l'hôpital. Nous étions si heureux de l'accueillir à la maison. Elle se réjouissait de rentrer... Mais par malchance aujourd'hui, jour tant attendu depuis plus d'un mois, elle se sent mal. Elle est fiévreuse et nauséeuse. Les médecins sont catégoriques : il n'est pas question de la laisser quitter l'hôpital dans cet état.

Cette mauvaise nouvelle nous porte le coup de grâce. Nous sommes usés ; usés par les allers et retours d'un étage à l'autre, d'une chambre à l'autre, d'une fille à l'autre ; usés par le souci constant de leur état de santé. Nous ne savons pas où trouver l'énergie pour avancer plus loin sur ce chemin capricieux. Nous souhaiterions un moment de répit avant que la greffe d'Azylis ne commence.

Thaïs affiche une petite mine. Ce n'est pas tant à cause de ses nausées, je le sais ; elle est déçue. Tout comme nous. Peut-être plus encore. Elle est là depuis longtemps. Elle a bien compris qu'elle devrait patienter quelques jours de plus avant de sortir. La patience n'est généralement pas le fort des enfants en bas âge. Et pourtant... Depuis son lit, elle me regarde tristement défaire les valises. Et puis d'un coup, elle sèche ses larmes, attrape une poupée et recommence à jouer calmement, comme si de rien n'était. Elle accueille même en souriant l'infirmière venue lui faire une prise de sang. Je m'assieds à côté d'elle et ne peux détacher mon regard de cette petite fille qui ne cesse de me surprendre. Je veux percer son secret.

Comment fait-elle pour tout endurer avec le sourire ? Où puise-t-elle cette paix et cette force pour supporter tant d'épreuves ? Bien sûr, on peut penser que ce n'est qu'une enfant. On peut se dire qu'elle n'a pas conscience de tout, qu'elle n'envisage pas l'avenir, qu'elle oublie vite les mauvaises expériences passées, etc. Oui, bien sûr. Mais il n'y a pas que cela, je le sens. Thaïs ne subit pas sa maladie, elle vit sa vie. Elle se bat pour ce qu'elle peut changer, elle accepte ce qu'elle ne peut éviter. Quelle sagesse ! Quelle leçon ! Cette petite fille force mon admiration. Je ne suis pas la seule à ressentir cela. L'infirmière en sortant lui dit doucement : « À tout à l'heure, Princesse Courage… »

MES MAINS TREMBLENT presque autant que mon cœur. Pour la première et dernière fois, Loïc et moi sommes réunis dans la chambre d'Azylis. Le règlement de l'Upix l'autorise dans des circonstances exceptionnelles. C'est le cas aujourd'hui. Ce 25 août n'est pas un jour comme les autres : Azylis va être greffée.

La poche de sang de cordon est là devant nous, plus précieuse à nos yeux que de l'or. Dans la pièce, une atmosphère épaisse envahit l'espace déjà confiné. Nous avons encore un peu plus de mal à respirer derrière nos masques ; nous avons encore un peu plus chaud dans nos combinaisons. L'air a cédé la place à un mélange dense de nervosité et d'excitation. Je pense que c'est ça, concrètement, que l'on appelle une « tension palpable ». Une infirmière liste les dernières vérifications. Tout est parfait. Les branchements sont prêts. Azylis est paisible. L'intervention peut commencer.

Une greffe de moelle osseuse n'est pas plus impressionnante à voir qu'une transfusion sanguine. Et les transfusions ne m'impressionnent plus ; Azylis en a déjà eu plusieurs au cours de la dernière semaine. Mais là, c'est différent. Je ne quitte pas des yeux le système de goutte-à-goutte qui s'écoule au rythme régulier d'un métronome. Il faut près de deux heures pour transférer le contenu de la poche dans le système veineux d'Azylis. Deux heures pour changer le cours des choses ; celui d'une vie peut-être.

« Stop, arrêtez tout. Ce n'est pas le bon groupe sanguin ! » Je me lève en proie à une panique incontrôlable et crie à travers toute la pièce pour que l'on arrête tout de suite la greffe. Je viens de lire sur la poche de sang de cordon les lettres AB+ ; or, Azylis possède un groupe sanguin A+, j'en suis sûre. Ils ont dû se tromper ! C'est un cauchemar ! Le médecin me maîtrise et me rassure : « Madame, ne vous inquiétez pas, il n'y a pas d'erreur. Ces groupes sont compatibles. Un patient A+ peut tout à fait recevoir un greffon AB+. Il est même probable qu'au fil du temps, Azylis change de groupe sanguin, pour devenir AB+. » Je suis muette de peur et de stupeur. Jamais je n'aurais imaginé qu'on puisse changer de groupe sanguin. J'avoue qu'avant de faire face à la situation, je ne pensais pas non plus qu'on pouvait changer de moelle osseuse…

Je suis déconcertée. Même si je sais que c'est nécessaire pour elle, et peut-être même vital, j'ai du mal à me faire à cette intervention. Le sang fait partie des choses primordiales que l'on transmet à son enfant. Bientôt Azylis va produire des cellules qui nous sont étrangères. Elle possédera une autre hérédité sanguine. Non, l'avenir de notre petite fille n'est plus entre nos mains. Ni dans notre sang d'ailleurs.

ÇA Y EST, C'EST FAIT, AZYLIS EST GREFFÉE. Elle ne s'est rendu compte de rien. Nous, nous sommes sonnés par ce déluge d'émotions. À partir de maintenant, nous ne maîtrisons plus rien. En intervenant pour essayer de guérir notre bébé, nous avons sans aucun doute modifié le cours des choses. Mais comment ? Dans quelles proportions ? Quelle direction va prendre sa vie ? Autant d'inconnues porteuses d'espoirs et de craintes.

Pour l'instant, nous n'en sommes pas encore là. Avant d'envisager d'éventuelles améliorations, il faut nous assurer que la greffe prend bien. Les troupes sont désormais en place. Il faut maintenant surveiller la manière dont elles vont coloniser la moelle osseuse d'Azylis. Elles doivent être suffisamment efficaces pour maîtriser la production de cellules sanguines et générer leurs propres globules blancs, globules rouges et plaquettes. Mais il ne faut pas qu'elles fassent de zèle. Il arrive en effet que le greffon identifie les cellules du receveur comme étant étrangères et les attaque. C'est ce que l'on appelle un GVH, une réaction du greffon contre l'hôte. Cela se manifeste généralement par une éruption cutanée.

Je voudrais une loupe pour traquer le moindre bouton, la plus petite trace rouge. Et Dieu sait si les éruptions sont nombreuses chez un tout-petit ! Il y a tous les jours une tache, une plaque, une marque, sur lesquelles on ne s'attarde pas en général. Je ne me suis jamais inquiétée de ces rougeurs anodines quand Gaspard et Thaïs étaient bébés. Aujourd'hui, elles sont ma hantise. Elles et les microbes. Parce qu'Azylis est encore en aplasie.

Nous redoublons de vigilance pour éviter toute contamination. L'antiseptique nous brûle les mains, mais nous les nettoyons plutôt deux fois qu'une. Chaque toux, chaque éternuement, chaque raclement de gorge devient suspect. Quand je pense que la plupart des mamans guettent avec émotion les premiers sourires, les premières dents, les premiers *a-reu* de leur chérubin. Moi, j'attends avec impatience les premiers globules blancs produits par la nouvelle moelle d'Azylis.

La prochaine étape importante, c'est le chimérisme. Chimérisme... Le terme est joli, presque poétique. Il sonne comme une invitation au voyage à travers la mythologie grecque. On est loin du compte ! À l'Upix, le chimérisme évoque la présence chez un individu de cellules issues de quelqu'un d'autre. Ainsi, à date régulière, on va effectuer une analyse sanguine pour exprimer en pourcentage la quantité de cellules du greffon désormais présente chez Azylis. En quelque sorte, c'est une manière de faire le point sur la bataille. Comme les rapports à l'état-major pour l'informer de la progression des troupes. Et l'état-major de la chambre Obélix attend cette information avec impatience. Le premier chimérisme est prévu à J + 15. Encore un peu de patience.

Z ABETH POUSSE LA PORTE D'ENTRÉE et s'arrête médusée sur le pas de la maison : dans le salon, une chenille humaine déambule joyeusement en chantant, emmenée par Gaspard en tête qui porte comme un trophée un appareil à musique crachant à tue-tête les décibels. Suit Loïc qui accompagne la mélodie de sa voix forte, en serrant Thaïs dans ses bras. Je ferme la marche et peine à soutenir le rythme effréné de cette danse improvisée. Nous ne voyons même pas arriver la sœur de Loïc. Nous sommes tout à notre joie : cet après-midi, après une semaine supplémentaire à l'hôpital, Thaïs est enfin rentrée à la maison.

Zabeth pose ses valises et se laisse entraîner dans la danse. Elle est venue passer quelques jours avec nous. Elle s'attendait à nous voir accablés, harassés. Hier peut-être, mais pas aujourd'hui, non. Aujourd'hui, l'ambiance est à la fête. On a tellement attendu ce moment. On a même tous redouté en secret qu'il n'arrive jamais. Mais ça y est, Thaïs est là, avec nous. Le bonheur nous porte et nous emporte en dansant. Gaspard a décoré la maison. Il a mis des fleurs dans la chambre de sa sœur, déposé des dessins sur sa table de nuit, caché des bonbons sous son oreiller. Je ne lui ai pas dit qu'elle ne pourrait pas les manger. Ça n'est pas le jour.

Thaïs n'a pas un instant de répit. À peine rentrée, elle est prise en charge par son frère qui s'empare de la poussette et lui fait visiter toute la maison, lui confie ses coins secrets et ses trésors, lui raconte sa vie marseillaise. Il l'entraîne dans le jardin, lui montre ses explorations, ses jeux, lui désigne les perruches vertes qui nichent dans le parc voisin. Il lui présente son nouvel univers ; un univers qu'ils vont désormais partager. Enfin !

Thaïs est tout étourdie par tant de nouveautés. Le changement est brutal pour elle qui ne connaissait de Marseille qu'une chambre d'hôpital. Sa convalescence est encore fragile. Nous avons pour consigne de la ménager. Demain. Aujourd'hui, Gaspard et elle savourent leurs retrouvailles.

Zabeth, Loïc et moi profitons de ces parenthèses de bonheur en fêtant nous aussi ce bon moment. Installés dans des transats, nous sirotons un verre de rosé frais. L'air est doux et agréable. On entend le chant des cigales et les clameurs diffuses des partisans qui s'élèvent du stade Vélodrome tout proche. Le soleil se couche en rougissant. Oui, décidément, c'est une belle journée.

RIEN N'Y FAIT. J'ai beau mettre des fleurs dans un vase, disposer des peluches sur le lit, habiller les murs d'illustrations, la chambre de Thaïs ressemble à une annexe de l'hôpital une fois qu'on nous a livré le lit d'hôpital, les stocks de « nourriture », les poches pour l'alimentation, les compresses, les pansements, les tubulures et tout autre matériel nécessaire à la gastrostomie. La vie de l'hôpital ne s'arrête pas à la disposition de la chambre. Elle s'insinue dans notre emploi du temps et y imprime son rythme. En effet, Thaïs continue à décliner. Ses épisodes douloureux sont plus fréquents et plus intenses. Le traitement pour les contrer augmente en proportion. Au point de devenir astreignant. De l'aube jusqu'au soir, il ne se passe pas une heure sans que nous ayons un médicament à administrer ou un soin à effectuer. Notre emploi du temps se charge chaque jour un peu plus. Loïc et moi cumulons les emplois du temps de parent, d'infirmier et d'aide-soignant. J'avoue que cela m'effraie. Je crains que nous ne soyons pas taillés pour ça, mais c'est le prix à payer pour avoir la joie de voir Thaïs s'épanouir à la maison.

Ces semaines à l'hôpital, tandis que Thaïs se battait pour rester en vie, la maladie l'a attaquée sur d'autres fronts. Elle a mis sa motricité à rude épreuve. Aujourd'hui, Thaïs ne peut presque plus utiliser ses bras, elle ne parvient plus à maintenir sa tête droite et elle ne tient plus assise. Pourtant elle a le désir de s'asseoir, notamment pour les repas, durant lesquels même si elle ne mange pas, elle exprime toujours beaucoup de bonheur à s'attabler avec nous. Nous avons bien essayé de la maintenir dans une chaise haute, mais c'était très inconfortable. Pour pallier cet inconvénient, nous l'avons donc équipée d'un siège moulé spécifique, fait sur mesure. Elle est toute fière de ce nouvel équipement. D'autant que Gaspard lui dit qu'il ressemble à un trône de princesse.

Moi, j'encaisse difficilement le choc. Septembre pointe son nez. Cela fait maintenant plus d'un mois que nous sommes installés à Marseille. Un mois de stress, de peur, d'attente, de fatigue. Un mois de veille, d'attention incessante, d'allers-retours entre la maison et l'hôpital. Un mois à nous croiser brièvement chaque jour dans le vestiaire de l'Upix. Un mois d'écartèlement. Un mois harassant, nerveusement et physiquement. Pourtant, nous ne sommes pas au bout de nos peines. Y serons-nous seulement un jour? Mon moral flanche. Mes certitudes s'effritent. Je n'en peux plus. J'aimerais me laisser aller, retrouver de la légèreté et reprendre une vie normale. Je voudrais ne jamais avoir entendu le nom de cette foutue maladie. Je voudrais revenir en arrière, changer la donne, et tout recommencer. En mieux…

Pourquoi ça ne marche pas? Pourquoi ne peut-on pas appuyer sur *reset* pour effacer ce qui ne va pas? Je n'arrive plus à avancer. J'ai besoin d'un roc, d'un bâton sur lequel m'appuyer. Loïc est là bien sûr, toujours, irremplaçable. Mais trop impliqué. Il est au cœur de la tempête, malmené et ébranlé comme moi. J'implore le Ciel de nous envoyer une de ses bonnes étoiles. Juste une. Si je savais… Elle va frapper à notre porte le 1er septembre sans tambour ni trompette. Et changer notre existence.

J'AI TOUJOURS CRU AUX ANGES GARDIENS. Je découvre en ce mois de rentrée bancale que le nôtre est une femme sénégalaise de quarante ans qui répond au nom de Thérèse.

Thérèse est entrée dans notre vie comme par enchantement. Une cousine de Loïc nous l'avait recommandée en mai dernier, pour garder nos enfants. Elle nous avait décrit avec force éloges ses nombreuses qualités professionnelles et personnelles. Elle pensait que Thérèse pourrait être un soutien précieux pour notre famille. Nous avions beaucoup hésité avant de nous décider. En mai, la situation était bien différente. L'embauche d'une nounou ne nous paraissait pas prioritaire. Nous croyions encore à cette époque que nous avions l'avenir devant nous. Et le temps pour faire face à l'évolution de la maladie de

Thaïs. Nous ignorions alors qu'Azylis était atteinte elle aussi. Nous ne savions pas que notre vie allait exploser.

Avant de rencontrer Thérèse, nous envisagions de continuer notre organisation sans rien changer, entre l'école et la garderie. Finalement, nous nous sommes laissé séduire par cette occasion, plus par confort que par nécessité. Nous avons pris notre décision il y a trois mois à peine. Aujourd'hui, la présence de Thérèse n'est plus un luxe. Elle est absolument indispensable.

Sur son contrat de travail, nous avons écrit « garde d'enfants à domicile ». Nous aurions dû inscrire « pilier ». Thérèse va rapidement devenir un élément incontour- nable de notre vie. Le roc sur lequel on s'appuie pour ne pas perdre pied lorsque tout vacille. Thérèse savait avant nous que cela se passerait comme ça. Quand je lui ai demandé si elle accepterait de faire le ménage ou la cuisine pour les enfants, elle ne s'est pas offusquée. Elle a répondu avec spontanéité : « Je suis là pour participer à votre équilibre familial. Alors, dites-moi ce dont vous avez le plus besoin. Je le ferai avec plaisir. » Lorsque je l'ai appelée, paniquée, pour savoir si elle voulait bien nous suivre à Marseille, elle n'a pas hésité un instant. Elle a modifié ses projets, fait ses valises et elle est venue nous rejoindre sans ciller.

Oui, Thérèse est un ange, un bel ange tombé tout droit du Ciel. Elle ne se contente pas d'adoucir notre quoti- dien, elle l'embellit. Simplement à travers ce qu'elle est et ce qu'elle fait. Toujours en souriant. Elle a bien plus de mérite que Mary Poppins et son inépuisable cabas ! Thérèse n'est pas une magicienne. Son secret ? L'amour qu'elle distille dans tous les gestes du quoti- dien ; elle en assaisonne les plats, en saupoudre la lessive, en humecte le linge, en couvre les enfants, en parfume toute la maison. Son arrivée marque un tournant dans notre histoire. Nous découvrons avec elle une nouvelle manière d'appréhender l'existence. Elle n'en est peut-être pas consciente et ne le sera probablement jamais, car elle ne recherche ni les honneurs ni la gloire.

J'ai une intime conviction : notre rencontre avec Thérèse n'est pas le fruit du hasard. Une main bienveillante l'a placée sur notre chemin. Les enfants ne s'y trompent pas, d'ailleurs. Ils l'adoptent tout de suite. Thaïs surtout. Elle lui accorde toute sa confiance. Instinctivement. Elle doit percevoir chez Thérèse les qualités d'une belle âme. Cette douceur inimitable, cette patience infaillible, cette gaieté perpétuelle. Et tout ce qui ne se décrit ni ne s'écrit.

UNE PETITE MUSIQUE DE NUIT. Sempiternelle litanie de berceuses qui chahute le silence nocturne. Les nuits de Thaïs sont réglées comme du papier à musique. Chaque soir, après le rituel des médicaments et du bonsoir prolongé, elle s'endort en paix. Le repos s'avère toujours de courte durée. Peu après minuit, une triste mélopée s'élève de la chambre. Cette longue complainte monotone, à peine audible, me fait l'effet d'un cri déchirant. Elle porte en elle tant d'épreuves et d'angoisses contenues. Comme si Thaïs, toujours souriante, toujours positive, les gardait pour elle tout au long de la journée, mais qu'à la nuit tombée, le fardeau devenait trop lourd à porter. Ainsi, tous les soirs, elle appelle, quête une compagnie pour apaiser ses peurs amplifiées par l'obscurité et le silence. Nous la veillons donc, à tour de rôle, inlassablement.

D'un regard, elle invite son visiteur à s'asseoir tout près d'elle, à lui prendre la main et à la serrer douce-ment. D'un geste presque imperceptible, elle réclame son disque, une compilation de berceuses. Toujours la même.

Le jour, elle aime écouter des histoires ou des chansons. Mais pas la nuit. Jamais. La nuit, c'est le domaine réservé de sa musique. Dès les premières notes, elle se détend. «Douce est ta peau douce...»; les paroles changent l'air en une ouate délicate, rassurante, enveloppante. Thaïs se rendort, mais si la main relâche son étreinte ou si la musique s'arrête, elle reprend instantanément sa ritournelle plaintive. Cela peut durer plusieurs heures. Nous nous organisons pour passer la nuit auprès d'elle. Nous approchons un fauteuil confortable près de son lit; une touche de l'appareil permet de passer la musique en boucle. Nous somnolons avec elle, jusqu'à ce que sa respiration soit profonde, que sa main se fasse plus lourde. Alors, sans éteindre les berceuses, nous pouvons nous lever discrètement et nous en aller sur la pointe des pieds, goûter un repos amplement mérité.

Les premiers soirs, je sens mes forces m'abandonner. Je ne peux m'offrir le luxe de nuits répétées sans sommeil, les journées sont trop prenantes. Je n'ai pas les ressources nécessaires pour soutenir longtemps ce rythme. Alors je compte, une fois de plus, sur nos aides fidèles. Mes parents et ceux de Loïc organisent les gardes, en nous épargnant cette charge. Chacun à tour de rôle assure une nuit auprès de sa petite-fille.

Sa plainte est un signal d'alarme efficace. Au premier son, le veilleur bondit pour se rendre auprès d'elle. Avec l'espoir que Thaïs ne nous ait pas réveillés. En vain. L'instinct parental sait déceler l'appel d'un enfant même à travers un sommeil épais. Mais nous nous rendormons aussitôt, sachant que notre fille est bien choyée par ses grands-parents. De ces heures de veille va naître une relation privilégiée entre elle et eux. Je pensais qu'ils redoutaient l'approche de leur quart et la perspective d'une nuit écourtée. Au contraire; je réalise qu'ils l'attendent avec une impatience à peine dissimulée. Dans le secret de la nuit, ils apprennent à mieux se connaître. Ils savourent chacun de ces précieux moments de complicité entre une petite-fille et ses grands-parents. Parce qu'ils savent que ces occasions ne seront pas éternelles.

O N RESPIRE, LA GREFFE SEMBLE PRENDRE. Moins de trois semaines après l'intervention, le taux de globules blancs d'Azylis remonte. La production est efficace ; le risque infectieux s'éloigne petit à petit. Ouf ! Les médecins ont l'air agréablement surpris par cette sortie d'aplasie plutôt précoce. C'est un signe encourageant pour la suite des événements ; nous commençons à entrevoir le bout du tunnel... Le premier chimérisme renforce notre optimisme : quatre-vingt-onze pour cent des cellules présentes chez notre petite fille appartiennent au greffon. Azylis est un hôte accueillant !

Ces bons résultats me font l'effet d'un baume apaisant. Ils relâchent la tension qui relie douloureusement mes épaules. Ils détendent le froncement des sourcils qui marque une ride sévère entre mes yeux. Je me laisse aller. Et je profite de mon bébé avec une impression d'insouciance jusque-là proscrite.

Azylis est adorable. Elle sourit, gazouille, s'épanouit. Presque tous les inconvénients liés à la chimiothérapie ont disparu. Elle n'éprouve plus de désagrément physique et ne souffre pas. Elle va bien. Même si elle ne mange toujours pas, elle paraît en forme. Et en formes. Bon, d'accord, elle triche un peu : la cortisone lui donne des joues rebondies de hamster.

À l'Upix, une psychologue se tient à la disposition des parents et des petits patients qui le souhaitent. Elle vient régulièrement me rendre visite. Au fil des semaines, nous tissons un lien fort. J'apprécie chaque fois un peu plus nos échanges, je me surprends même à les attendre. Son éclairage professionnel et le bon sens de sa réflexion me sont utiles pour vivre au mieux cette période difficile.

Au cours d'une de nos discussions, nous évoquons le bien-être d'Azylis. Nous convenons toutes les deux qu'elle fait preuve d'une joie de vivre surprenante vu les circonstances. À bien y réfléchir, ça n'a rien d'étonnant. Le contexte n'est pas particulier pour elle, il l'est pour nous. C'est nous qui sommes désorientés dans cette chambre. Pas elle. Cet univers, c'est le sien. Elle ne connaît pas grand-chose d'autre. Elle a passé les deux tiers de son existence entre ces murs… Elle a pris ses marques dans la chambre Obélix. Elle est habituée à nous voir revêtus de nos masques, bonnets, blouses et couvre-chaussures. Elle n'est pas apeurée par le bip des machines, les signaux sonores des pousse-seringues, les voix qui emplissent la pièce à travers l'interphone. Elle est chez elle ici. Les infirmières attendries la dorlotent, la chouchoutent et profitent de la moindre occasion pour lui faire un petit « gâté », le câlin méridional. Azylis savoure le bonheur d'avoir constamment son papa ou sa maman à ses côtés. Un privilège que pourraient lui envier bien des enfants. Parce que c'est l'un des besoins primordiaux chez un nourrisson : la présence de ses parents. Tant que nous sommes là, tout va bien.

«Maman, quand est-ce qu'on rentre chez nous?» Gaspard est triste. Maintenant que les vacances sont terminées, le séjour marseillais devient difficile pour lui. Il prend conscience de ce qu'il a laissé à Paris. Et qui lui manque. Il a quitté son école, sa maison, son monde. Bien sûr, il aime Marseille, pour son climat clément, sa proximité de la mer, sa douceur de vivre. Mais ce n'est pas son univers. Il a l'impression d'être un étranger dans cette ville. Son quotidien est chaque jour plus pesant. Ici, il n'a pas d'amis. Il se sent trop différent. Et pourtant, il tente par tous les moyens de s'adapter et de se faire accepter.

«Aujourd'hui à l'école, j'ai parlé marseillais. J'ai dit: "Bonjourg copaing" à un garçon de ma classe et du coup il a été un peu gentil avec moi.» Le monde des enfants est sans pitié... Malgré les recommandations de l'enseignante, les élèves ne sont pas très enclins à intégrer Gaspard. Ils trouvent bizarre ce garçon qui n'a pas l'accent et dont les deux sœurs sont malades. Certains le traitent même de menteur. Il faut dire que Gaspard a donné le ton d'entrée de jeu, avec une franchise déconcertante.

Seul nouveau dans la classe, il s'est présenté à ses camarades le jour de la rentrée. «Je m'appelle Gaspard; j'habite à Paris, pas ici. Je suis venu là parce que ma sœur a une leucodystrophie métachromatique et qu'elle va bientôt mourir. Et mon autre sœur qui vient de naître est malade aussi, mais mes parents et les docteurs de Marseille font tout pour la guérir. Alors peut-être qu'elle va vivre. On ne sait pas.» Les enfants l'ont regardé en écarquillant les yeux. Ils n'avaient sans doute jamais entendu une telle histoire.

La première récréation révèle le fossé qui vient de se creuser entre lui et eux. En quelques minutes, le bruit fait le tour de l'école; en quelques minutes, Gaspard devient un phénomène de foire. Rares sont les élèves à oser s'approcher de lui. Beaucoup ont peur d'être contaminés par cette maladie inconnue mais visiblement dévastatrice. Gaspard a beau assurer qu'on ne peut l'attraper que de naissance, les enfants restent à distance, en chuchotant dans l'oreille de leur voisin pour raconter le cas étrange du «petit nouveau».

CELA FAIT MAINTENANT PRESQUE UN MOIS QUE GASPARD a repris le chemin de l'école, et la situation ne s'améliore guère. Il dépérit au milieu d'adultes souvent fatigués et stressés. Le retour de Thaïs lui a redonné le sourire dans un premier temps, mais il s'est vite rendu compte qu'il ne pouvait plus beaucoup jouer avec sa sœur chérie. Aujourd'hui, sa planche de salut, son oasis, c'est le jardin. Avec son énergie débordante, il se sent toujours à l'étroit dans notre appartement parisien. Ici, tous les jours en rentrant de l'école, il disparaît dehors. Il émiette son goûter pour attirer les insectes, traque les grillons en se guidant à leur chant, observe avec minutie une espèce de scarabée jusque-là inconnue. Il s'invente mille aventures, transforme un bosquet en véritable jungle hostile. Mais il est toujours seul dans ses odyssées imaginaires. Son isolement me préoccupe.

Un soir, alors que je rentre de l'hôpital, Gaspard court à ma rencontre en hurlant : «Maman, maman, j'ai un ami. Un ami rien que pour moi.» Il me laisse à peine le temps de sortir de la voiture, m'attrape par la manche et m'entraîne dans le jardin. Là, à l'ombre d'un cyprès, je découvre une cage rutilante. À l'intérieur, j'aperçois une boule de poils fauves, blancs et noirs, recroquevillée dans un coin. Gaspard tend la main à travers l'ouverture étroite et attrape avec délicatesse le petit animal. «Maman, je te présente Ticola. C'est un cochon d'Inde. C'est Mamili qui me l'a offert, mais c'est moi qui l'ai choisi dans le magasin et qui ai trouvé son nom.» Sa voix trahit une fierté et un bonheur immenses, avant qu'il me demande avec une pointe d'inquiétude : «Tu es d'accord pour qu'on le garde? Il est gentil. Il ne mord presque pas et me fait plein de câlins. Je lui ai déjà parlé de ma famille. Dis oui, maman, je t'en supplie.» Je contemple ses yeux remplis d'étoiles. J'ai le cœur chaviré. «Bien sûr mon Gaspard! Tu sais, moi aussi j'avais un cochon d'Inde quand j'étais petite, de la même couleur que le tien.» Je prends Ticola dans mes mains, détaille en souriant ses épis de poils hirsutes, ses petites oreilles diaphanes, ses yeux noirs malicieux. «Bienvenue dans la famille, Ticola. Je suis heureuse que tu sois l'ami de Gaspard. Prends bien soin de lui.»

Quelle merveilleuse idée a eue Raphaëlle, la maman de Loïc, en offrant un animal de compagnie à Gaspard! Tous les deux, ils forment une équipe inséparable. Gaspard lui raconte ses journées, lui fait partager ses joies, lui confie ses chagrins. Dès qu'il est à la maison, il l'emmène partout avec lui. Parfois même, pendant les repas, j'aperçois un petit bout de museau poindre de la poche de Gaspard...

Ce nouveau venu réjouit également Thaïs. Elle aime le caresser et rit avec bonheur quand il lui chatouille la main. Elle semble heureuse. Et nous, nous sommes soulagés. Ticola occupe la vie de Gaspard. Il vient remplir un vide que Thaïs peinait à combler ; il prend sa place de compagnon de jeu. Gaspard exprime désormais moins d'attentes à l'égard de sa sœur. Il passe toujours de bons moments auprès d'elle, mais sans plus jamais se plaindre de ne pouvoir réellement jouer avec elle. Au contraire. Il associe Thaïs à leur complicité. Il lui décrit par le menu tout ce qu'il fait avec son ami Ticola. Il lui explique comment il le nourrit, le soigne, l'emporte avec lui en promenade, le berce pour l'endormir. En fait, il veille sur lui comme nous veillons sur Thaïs. Un jour d'ailleurs, Gaspard me demandera en fronçant les sourcils d'inquiétude : « Maman, tu es sûre que Ticola n'a pas de leucodystrophie ? »

ALERTE, LES ENVAHISSEURS BATTENT EN RETRAITE ! La défense s'organise dans l'armée d'Azylis, elle freine la progression des troupes. Le chimérisme indique un état des lieux inquiétant. Trente jours après le début des hostilités, les cellules du greffon sont en recul.

On ne voit pas de drapeau blanc ni de signe de reddition, mais cette tendance contrarie les médecins. Le pourcentage de cellules étrangères devrait aller crescendo. Il faut modifier au plus vite le plan de bataille pour tenter d'inverser le processus. Pour cela, les médecins se transforment en fins stratèges. Ils vont provoquer un GVH programmé et contrôlé. La technique consiste à pousser les cellules d'Azylis à attaquer le greffon pour susciter une réaction de défense et le stimuler. Un peu comme si une petite souris provoquait un éléphant. Ainsi ragaillardies, les cellules du greffon ne devraient pas avoir de mal à venir à bout de celles d'Azylis, affaiblies par la chimiothérapie. Une fois le champ libre, le greffon pourra alors reprendre sa colonisation.

Cette guérilla demande une grande maîtrise ; il ne faut pas que le greffon s'emballe et qu'il s'en prenne trop violemment aux cellules de notre bébé. L'attaque doit être proportionnée au résultat escompté. Décrit de la sorte, on se croirait en plein jeu de société. Sauf que ça n'a rien de ludique.

L'équipe médicale est habituée à ces revirements de situation fréquents lors des greffes. Pas nous. Tout se passait si bien jusqu'à présent… On pouvait tout espérer. On a eu tort de se laisser endormir par les bonnes nouvelles. On a baissé la garde ; et maintenant on n'est pas prêts à parer les coups durs. La semaine dernière, nous avions commencé à entendre parler de la sortie d'Azylis, sans oser y croire vraiment. Aujourd'hui, tout est remis en question. Nos espoirs viennent de partir en fumée.

Notre vie n'est qu'une succession d'attentes, de changements de cap, de mauvaises surprises. Nous passons notre temps à faire des allers et retours entre joie et déception. J'en ai assez de chercher à positiver, de m'adapter, de remettre nos projets, de recommencer. Je veux rentrer chez nous, retrouver une vie normale. Car là-bas, même si les paramètres de notre existence restent exceptionnels, nous avons un quotidien ordinaire. Ici, c'est une parenthèse.

Loïc se relève : « Bon allez, on ne va pas se laisser aller. Nous avons fait un choix au moment de la naissance d'Azylis ; nous nous sommes engagés à nous battre à ses côtés contre la maladie. C'est notre seul objectif actuellement. Bien sûr que nous avons envie de nous retrouver chez nous, mais c'est secondaire. Ce qui compte aujourd'hui, c'est que tout se passe bien pour Azylis, et que cet épisode ne soit bientôt plus qu'un mauvais souvenir. Alors seulement nous pourrons envisager notre départ. » Je signe à nouveau le pacte. De toute façon, je n'ai pas d'alternative, n'est-ce pas ?

L'HEURE DES COMPTES A SONNÉ. Voilà maintenant deux semaines que le GVH a été déclenché. De l'extérieur, nous n'avons pas constaté de modifications. Azylis est toujours en bonne forme, elle continue à sourire et à babiller. Une fois de plus, rien ne trahit la bataille qui se livre à l'intérieur. Les apparences sont décidément trompeuses... Nous attendons impatiemment les résultats. Je veille Azylis pendant que Loïc me tient compagnie de l'autre côté de la vitre.

Le médecin arrive, l'air triomphant. Le GVH se passe comme tous l'avaient espéré. Les cellules du greffon reprennent du poil de la bête et se reproduisent de manière exponentielle. Azylis ne présente aucune complication. Nous sommes soulagés.

Parfois les bonnes nouvelles se présentent par paires... Le médecin ne s'arrête pas là. Il nous annonce que les derniers examens sont très encourageants à d'autres égards encore ; la nouvelle moelle fait son travail. Azylis a retrouvé un niveau normal de plaquettes. Elle n'est donc plus tributaire des transfusions. Les globules blancs chargés de la défense de l'organisme sont également présents en bonne quantité et lui assurent une pleine autonomie. Il lui reste à développer des lymphocytes et des globules rouges, mais tout semble bien engagé. Elle va donc être transférée sans attendre dans un autre service de l'hôpital : le secteur protégé.

Est-ce que quelqu'un peut me pincer ? Ai-je bien entendu ? Azylis va vraiment quitter sa chambre stérile ? Maintenant ? Presque, le temps que tout soit prêt pour l'accueillir. Quelle nouvelle incroyable ! Nous exultons. Le secteur protégé est en quelque sorte l'intermédiaire entre l'unité stérile et la maison. Les conditions d'isolement et de stérilisation y sont moins strictes qu'à l'Upix. Nous devrons bien sûr conserver nos masques et nos bonnes habitudes d'hygiène, mais nous n'aurons plus à subir le rituel de l'habillage.

Une question me brûle les lèvres : « Est-ce qu'on pourra l'embrasser ? – Non, pas encore, c'est trop tôt. » Je sens au fond de moi que l'instant se rapproche. Nous allons faire un grand pas vers la sortie.

P AUSE. AUJOURD'HUI, nous avons pressé le bouton pause, le temps d'une escapade en amoureux. Nous avons confié Gaspard et Thaïs à leurs grands-parents. Nous avons laissé les infirmières dorloter Azylis. Nous avons mis entre parenthèses nos problèmes, nos épreuves, notre épuisement. Et nous nous sommes enfuis quelques heures loin de tout. Insouciants et heureux. Nous avons sillonné le long de la route des crêtes avant de déambuler avec délice dans les ruelles de Cassis.

La journée se termine maintenant au creux de la calanque de Sormiou. Protégés par les collines pierreuses, on se croirait au bout du monde, avec pour seul horizon l'azur de la mer immense. Quelle quiétude ! Appuyée contre un rocher tiède, je profite des derniers rayons de soleil en me laissant bercer par le bruit régulier des vagues. Loïc somnole à mes côtés. Je ferme les yeux. Doucement, le film de ces dernières semaines repasse dans ma tête. Pour la première fois, je n'interromps pas le défilé des images, habituellement si douloureux. Je le laisse m'envahir avec un sentiment nouveau : la fierté.

L'affiche d'une opération caritative intitulée «À chacun son Everest» s'invite dans ma réflexion. Elle orne les murs du service d'hématologie pédiatrique. Je passe tous les jours devant. Chaque fois, j'éprouve un petit pincement au cœur, comme une pointe de découragement. Oui, c'est bien vrai, on a chacun sa montagne à gravir. La nôtre s'annonçait, il y a quelques mois encore, accessible, aisée, privilégiée. La chute n'en a été que plus brutale... Notre sentier empruntait en réalité des ravins escarpés, des à-pics vertigineux, des faux plats traîtres, des embûches inattendues.

Aujourd'hui, après six mois d'ascension éprouvante, nous nous offrons une halte méritée ; la calanque se transforme pour quelques instants en refuge de montagne. Et je me retourne enfin pour évaluer le dénivelé que nous avons parcouru. Ce que je réalise me coupe le souffle : nous avons déjà fait tout ce chemin ! Je le revisite de loin, en suivant la moindre de ses sinuosités. La double annonce de la maladie des filles, l'attente insoutenable, les nuits blanches, les journées noires, les douleurs de Thaïs, le départ à Marseille, les hospitalisations, la greffe d'Azylis, les séparations, les larmes de Gaspard, les bleus à l'âme. Notre cœur déchiré tant de fois... Et pourtant nous avons survécu. Malgré les tentations, nous n'avons pas renoncé.

Nous avons simplement changé de stratégie. Nous n'avons plus cherché à deviner le sommet au milieu des nuées, nous avons avancé petit à petit, avec prudence, un pied devant l'autre. Un jour après l'autre. Et nous sommes arrivés jusque-là, plus solidaires que jamais.

Je suis fière ! De nous, de lui, de nos enfants, de notre foi, de notre amour. Oui, je suis fière de notre vie. Et d'eux tous. De tous ceux qui forment la longue cordée solidaire et silencieuse qui nous accompagne dans cette ascension périlleuse, sans trembler ni flancher. Ils nous soutiennent directement ou discrètement, assurent nos pas, consolident nos marques.

Maintenant je sais. Je sais avec une certitude inébranlable qu'un jour nous gravirons ce sommet haut perché. Tous ensemble. Bien au-delà des nuages.

ELLE NE M'A PAS REGARDÉE. Mon cœur s'arrête. Thaïs est allongée sur le lit, toute sage, les yeux grands ouverts. Je m'avance un peu plus près. Elle ne me suit pas du regard. L'évidence me frappe de plein fouet : Thaïs ne voit plus.

La violence du choc me terrasse. Je titube, cherche mon souffle, m'accroche au drap pour ne pas sombrer. Je suis désorientée, perdue. Les mots me manquent ; aucun son n'a le courage de sortir. Thaïs aveugle, je ne peux pas y croire... C'est l'une des épreuves que je redoutais le plus. Et c'est déjà arrivé. Je ne m'y ferai jamais. Jamais.

Je sors de la chambre en courant. Je veux crier ma peine seule, loin d'elle. Je ne veux pas qu'elle me voie dans cet état. Même si elle ne me voit plus. Je m'écroule sur mon lit, inconsolable. J'invoque le Ciel et le supplie de rendre la vue à ma princesse. « Juste la vue, s'il vous plaît, juste la vue. » Je reste là longtemps, prostrée, jusqu'à ce que je récupère un peu d'énergie. Je dois y retourner et affronter ces yeux qui ne voient plus.

Je pousse la porte avec le secret espoir de m'être trompée ; peut-être qu'elle va me regarder comme d'habitude. Si seulement… Elle tourne la tête vers moi, mais ses yeux ne me trouvent pas. Je la serre dans mes bras et lui parle à l'oreille. «Je suis là, ma chérie, c'est maman. N'aie pas peur.» Je la berce pour apaiser ses craintes et calmer son chagrin. Mais quelles craintes? Quel chagrin? Elle n'a pas l'air tourmentée. Je réalise combien elle est tranquille. C'est mon cœur qui bat à se rompre, pas le sien.

Dans mes cauchemars les plus sombres, j'imaginais la détresse de Thaïs privée de lumière. Je la voyais angoissée d'être condamnée à l'obscurité. Je m'appliquais à la consoler, mais elle restait désespérée. La réalité prend une tournure tout à fait inattendue. Thaïs n'a pas changé. Rien chez elle ne laisse penser qu'elle souffre de sa cécité subite. C'est la même petite fille que celle qui voyait. Si je n'avais pas cherché à croiser son regard, j'aurais pu ne pas me rendre compte qu'elle était aveugle.

Ces derniers mois, j'ai lu toutes les émotions de Thaïs dans son regard limpide. Souvent j'y ai vu de l'étonnement, de la douleur, de la détermination, de la joie, du sérieux, du bonheur; mais jamais je n'ai décelé une once de désespoir. Elle garde toujours confiance. Elle continue d'avancer sur son chemin. Mystérieuse Princesse Courage qui n'en finit pas de nous surprendre…

J'ai besoin de savoir, de me rassurer. Quand je plongeais mon regard dans celui de Thaïs, je voyais toujours une étincelle lumineuse. Elle m'aspirait, m'accrochait, m'insufflait de la vie. J'approche mon visage du sien, jusqu'à le toucher et, un peu inquiète, je sonde ses grands yeux noirs. Je l'aperçois, cette petite flamme vive et brillante. Elle danse. «Je suis là. Je ne vois plus, mais je suis toujours là. La vie continue.» Elle me redonne espoir, m'emplit d'énergie et de courage. Cette lumière, c'est un éclat de l'âme de Thaïs. La phrase du Petit Prince vient s'incruster dans mes pensées, comme un tendre clin d'œil : « On ne voit bien qu'avec le cœur. L'essentiel est invisible pour les yeux. »

DANS UN MARATHON, les ultimes kilomètres sont réputés les plus difficiles. Ici aussi, la dernière ligne droite nous met à rude épreuve. Nos tribulations marseillaises touchent à leur fin, mais nous peinons à parcourir la distance restante. Je ne suis même pas certaine que nous passerons la ligne d'arrivée tous ensemble…

J'avais secrètement considéré les vacances de la Toussaint, début novembre, comme la date butoir de notre exode. Je les vois se profiler à grands pas, et rien ne laisse présager l'imminence de notre départ, car nous devons faire face à une complication : Azylis ne veut toujours pas boire ses biberons… Depuis son arrivée dans le secteur protégé, nous tentons progressivement de lui redonner le goût de la succion. Vains espoirs ; elle ne parvient à avaler que quelques gouttes par repas.

Les médecins ont énoncé clairement le problème : tant qu'Azylis est dépendante de sa perfusion et qu'elle ne reprend pas de poids, elle ne peut pas sortir de l'hôpital. Ils ne sont pas inquiets pour autant et nous assurent que c'est une question de semaines, un mois tout au plus. Mais nous n'avons pas ce temps-là devant nous. Pas à Marseille, en tout cas.

Notre organisation, jusque-là si bien rodée, tangue et menace de s'écrouler. Chantal est rentrée de sa transhumance estivale à la montagne. Elle se montre toujours aussi accueillante et nous invite à rester aussi longtemps que cela sera nécessaire, mais nous ne voulons pas la déranger chez elle. Nous avons déjà amplement abusé de sa généreuse hospitalité.

Loïc va devoir reprendre ses activités professionnelles. Il est attendu à Paris dans les prochains jours et ne peut s'éterniser à Marseille. Nos parents et beaux-parents vont bientôt être retenus ailleurs par d'autres obligations. L'échafaudage qui maintenait notre fragile équilibre se disloque.

J'ai tourné et retourné la situation dans ma tête, avant de me rendre à l'évidence. Nous n'avons pas mille solutions, nous devons nous séparer. Le plus simple, c'est que Loïc rentre à Paris avec Thérèse, Gaspard et Thaïs, pendant que je reste à Marseille avec Azylis le temps qu'il faudra. Je pourrais m'installer dans une chambre à la Maison des parents qui jouxte l'hôpital. Nous rejoindrons toutes les deux le reste de la famille quand tout sera rentré dans l'ordre. Cet aménagement n'est pas très compliqué à mettre en œuvre matériellement, mais il est inenvisageable humainement.

Nous avons besoin d'être réunis pour être forts. «Un pour tous et tous pour un» : nous avons fait nôtre la devise des Mousquetaires. Plus encore ces dernières semaines. Parce que Thaïs continue à décliner ; une régression souvent infime, presque imperceptible, et parfois fulgurante. Aucun de nous ne peut accepter de s'éloigner d'elle en ce moment, même si la séparation est temporaire. On ne sait jamais ce qui peut arriver… Un mois, c'est peu de temps à l'échelle d'une vie. Mais dans le cas de Thaïs, cela peut représenter une part importante de son existence. Ses mois à elle sont comptés. Le temps presse.

Encore une bataille à mener.

À NOUS PARIS ! La nouvelle est tombée ce matin : nous rentrons chez nous, tous ensemble ! Après moult discussions, les médecins ont levé leurs réticences à laisser Azylis sortir si tôt. Ils se sont laissé convaincre par les bons résultats des derniers examens et les quelques gorgées de lait avalées avec un semblant d'appétit. Ils ont aussitôt communiqué avec un hôpital parisien pour assurer le suivi de la greffe.

Nos valises sont prêtes, bouclées en un tournemain. Les formalités administratives sont achevées. Les ultimes recommandations médicales pour l'installation d'Azylis à la maison sont bien notées. Notre épopée marseillaise touche à sa fin.

Nous voilà donc sur le chemin du retour. Nous sommes émus de tourner cette page. Nous laissons à Marseille des personnes chères, une famille plus proche encore, des infirmières devenues familières, des « copaings ». Finis, les trajets d'école bordés de pins maritimes et de palmiers, le soleil qui nous réchauffait le corps et l'âme, les dîners dehors à la chandelle et au rosé, les nuits calés dans un fauteuil d'hôpital, les journées avec nos masques et nos blouses, les expéditions de Gaspard dans le jardin, l'arrivée de Ticola, les premiers *a-reu* d'Azylis, les derniers regards de Thaïs; bref, nous quittons une multitude de souvenirs, doux ou âpres, de moments de pleurs et de rires. Non sans une petite larme.

Paris nous tend les bras. Nous avons hâte de retrouver notre appartement, nos repères, nos habitudes, notre quotidien… les derniers cartons du déménagement à déballer, les cadres et les rideaux à accrocher, et la tonne de ménage qui nous attend après quatre longs mois d'absence!

« HOME, SWEET HOME », NOUS Y SOMMES. Tous les cinq. Enfin. Une belle surprise nous attend dans l'appartement. Pendant que nous avalions les kilomètres entre Marseille et Paris, un bataillon de bonnes fées a investi notre logis, armées de balais, brosses, vadrouilles, éponges. Elles ont astiqué, frotté, aspiré, rangé sans faiblir pendant toute une journée. Le résultat est surprenant. On ne voit plus l'ombre d'une saison de poussière.

Une bouteille de champagne patiente dans un seau à glace avec un mot écrit en grosses lettres sur une pancarte improvisée: *Bienvenue!* Comme on est bien chez soi… Un petit bonheur tout simple.

Gaspard est fou de joie. Il ressort tous ses jouets en s'émerveillant à chaque trouvaille, comme s'il les découvrait pour la première fois. Allongée sur son nouveau lit d'hôpital, Thaïs assiste à la scène en souriant. Le voyage l'a beaucoup fatiguée, mais elle a l'air heureuse. Azylis ne voit pas grand-chose de la vague de bonheur qui nous submerge. À peine arrivés, nous l'avons «cloîtrée» dans sa chambre. C'était l'une des conditions de son retour.

Sa quarantaine devrait durer plusieurs mois. Le temps que son système immunitaire se développe et la prémunisse efficacement contre les dangers que représente tout microbe ou virus. Pour l'heure, ses seules sorties autorisées la conduiront à l'hôpital chaque semaine afin de contrôler l'évolution de la greffe, de suivre la production des cellules sanguines et de s'assurer qu'elle n'a pas attrapé d'infection.

Ici, sa chambre s'est transformée en secteur protégé. Briquée de fond en comble, elle fleure bon l'eau de Javel et la lotion antibactérienne. Une odeur qui nous rassure. Nous sommes tout aussi draconiens qu'à l'hôpital. Avant de pénétrer dans la pièce, nous nous désinfectons les mains, nous enlevons nos chaussures et nous mettons un masque. Ça n'est pas aussi contraignant qu'à l'Upix. Pourtant, notre vigilance ne faiblit pas, car de telles pratiques ne sont pas naturelles à la maison. Nous devons penser chacun de nos gestes. Pour plus de précautions, Gaspard et Thaïs n'ont pas le droit de franchir la porte. Ce soir, nous acceptons toutefois une petite entorse au règlement en l'honneur de ce grand jour. Nous les installons à l'entrée de la chambre de leur petite sœur, avec un masque sur le nez. Thaïs est bien calée dans sa coque. Gaspard lui tient la main en riant nerveusement. Assise dans son lit à barreaux, Azylis les regarde un peu étonnée. Elle ne les reconnaît pas ; en fait, elle ne les connaît pas. Pas encore. Pour la première fois depuis très longtemps, nos trois enfants sont réunis dans la même pièce. Ou à peu près.

La visite ne s'éternise pas. Gaspard, Thaïs et Azylis tombent de sommeil après une journée riche en émotions. À peine sont-ils couchés que Morphée les emporte dans ses bras accueillants. Une fois la maison endormie, Loïc et moi sablons notre champagne et trinquons à nos retrouvailles. Sans imaginer qu'elles ne dureront pas plus d'une soirée. Si nous savions.

Le réveil est violent ! Aux premières lueurs de l'aube, Thaïs vomit, tousse, s'étouffe, convulse. Alertés par les cris de Gaspard, nous accourons à son chevet. Je prends sa température. Le thermomètre grimpe au-delà de 40 °C. Sans perdre un instant, nous la conduisons à l'hôpital, dans le service où elle est suivie. Les médecins diagnostiquent une gastro-entérite compliquée d'une infection pulmonaire sévère. L'avenir se voile.

C'en est fini de notre bonheur à cinq. Dans deux jours, Loïc reprend son travail. Gaspard entame aujourd'hui deux semaines de vacances. Azylis est consignée dans sa chambre. Thaïs est à l'hôpital dans un état critique. À peine reconstitué, notre noyau familial éclate à nouveau.

Je voudrais savoir une chose : est-ce que Sisyphe s'énervait, tempêtait, martelait la terre rageusement, quand son rocher si difficilement roulé jusqu'au sommet dévalait la pente et s'écrasait sur le sol ? Ou se contentait-il, imperturbable, de récupérer sa pierre et de reprendre son ascension, comme s'il ne s'était rien passé ? Inlassablement ?

Nous n'avons pas le temps de chercher la réponse ni de nous apitoyer sur notre quiétude brisée net. Nous ramassons les morceaux et recomposons un équilibre de fortune. Gaspard passera les vacances chez ses cousins. Thérèse et moi nous relayerons auprès des filles, l'une à l'hôpital, l'autre à la maison. Loïc assurera une présence le soir en rentrant du bureau. Cela peut fonctionner, nous l'avons déjà testé, il n'y a pas si longtemps. On devrait y arriver cette fois-ci encore. Au moins quelques jours.

LUNDI, TÔT DANS LA MATINÉE. Une ambulance passe chercher Azylis pour la conduire à l'hôpital. Nous sommes prêtes toutes les deux, bien à l'abri derrière nos masques. Ce premier contact avec l'extérieur me fait frémir secrètement. Pourvu qu'aucun microbe malintentionné ne s'invite dans notre voyage. Familiers des transports à risque, les ambulanciers sont d'une vigilance extrême. Azylis n'a rien à craindre. Elle ne se soucie pas de ces préoccupations d'ailleurs. Elle apprécie la balade. Pendant les courtes minutes du trajet, elle tente d'apercevoir des bribes de ce monde dont elle est privée. Elle tend le cou pour regarder par la fenêtre, les yeux écarquillés. Arrivée à l'hôpital, elle est tout de suite installée dans une chambre aseptisée. Elle manifeste une certaine frustration quand l'infirmière referme la porte, la coupant à nouveau de l'univers mouvementé et coloré qui règne au-dehors.

Nous faisons connaissance avec les lieux et l'équipe médicale qui assurera le suivi de la greffe. Le chef de service ausculte Azylis et dresse le calendrier de ses visites, de ses soins et de ses bilans. Les prochains mois vont être bien chargés. Azylis est attendue ici toutes les semaines. Ces rendez-vous seront l'occasion de s'assurer que tout se passe bien. De plus, toutes les trois semaines, elle recevra par perfusion un concentré d'anticorps destiné à compenser son déficit immunitaire. Pour tous les autres soins, une hospitalisation à domicile est mise en place. Ainsi, une infirmière passera deux fois par semaine à la maison, notamment pour changer le pansement du cathéter.

Le médecin nous précise qu'à la moindre fièvre, Azylis devra être hospitalisée. Ça n'est pas très réjouissant. Un enfant de cinq mois a mille occasions, souvent bénignes, d'avoir de la fièvre. Et si à chaque poussée dentaire nous devons la conduire à l'hôpital, je sens qu'elle va y passer le plus clair de son temps. Toutefois, nous ne prenons pas cette consigne à la légère ; une fièvre peut en cacher une autre, d'origine beaucoup plus grave, comme une infection généralisée véhiculée par le cathéter.

Après une journée dans le service, Azylis retrouve avec bonheur l'ambulance, source de joies insoupçonnées. Moi, je souffle un peu. Je suis contente de cette prise de contact. À vrai dire, je la redoutais un peu. Nous étions habitués au personnel et aux méthodes de l'hôpital marseillais. Ici, nous recommençons à zéro ; ça n'est pas évident de se fier à un nouvel institut, quelle que soit l'étendue de sa réputation, et de lui confier ce que l'on a de plus cher. On verra…

Nous franchissons le seuil de la maison en même temps que Loïc. Je prends quelques instants pour lui faire le compte rendu de notre visite à l'hôpital. Je ne me perds pas dans les détails. Le temps presse. J'attrape un sac, y jette des affaires pour la nuit, un bon livre et une photo des enfants. Et je pars d'un pas rapide retrouver Thaïs. Dehors, il fait déjà nuit, mais ma journée est loin d'être terminée.

LA FORCE D'UNE LIONNE dans le corps d'une libellule gracile. Voilà ce que je vois en veillant Thaïs étendue sur son lit, blême, maigre, à bout de souffle. Mais accrochée à la vie. Et décidée à se battre. Depuis son arrivée à l'hôpital, les complications s'enchaînent. La gastro-entérite persiste, l'infection pulmonaire s'installe. Elle est très affaiblie physiquement, mais ne baisse pas les bras. Elle lutte bec et ongles pour se sortir de ce mauvais pas. Cela va lui prendre du temps, c'est certain. Beaucoup plus que pour un enfant normal; la leucodystrophie obscurcit le tableau. Malgré tout, je suis confiante. Je suis sûre qu'elle va s'en sortir cette fois encore. Parce qu'elle le veut.

Pourtant ce soir, les symptômes n'invitent guère à l'optimisme. Son état s'aggrave, sa respiration ralentit, son cœur s'emballe. Les infirmières ne quittent pas la chambre. Elles multiplient les contrôles de la température, du rythme cardiaque, de la saturation. Elles augmentent le nombre d'aérosols et accroissent le débit d'oxygène, pour soutenir la respiration chaotique de Thaïs.

Peu avant minuit, alors que le médecin s'apprête à demander un transfert en service de réanimation, l'infirmière relève des signes encourageants. Les premiers depuis de longues heures. Le pouls se calme, le souffle retrouve un peu de régularité. L'orage s'éloigne. Thaïs n'a pas chaviré.

Les jours suivants demeurent critiques, même si le baromètre est à la hausse. Ma petite lionne reprend tout doucement du poil de la bête, mais elle reste très vulnérable. Cet épisode l'a marquée physiquement, d'une trace ineffaçable.

RIEN NE SERA PLUS COMME AVANT. Thaïs est rentrée à la maison après quinze jours d'hospitalisation. Les infections sont maîtrisées, Thaïs en a payé le prix fort !

Ma Princesse Courage a dépensé beaucoup d'énergie pour les surmonter. Les conséquences sont lourdes. Son état s'est encore dégradé. Elle souffre d'une importante spasticité, cette contraction exagérée des muscles lors de leur étirement. Elle ne supporte plus son siège-coque. Elle grimace douloureusement lorsqu'on la porte dans les bras ou qu'on la déplace, même avec précaution. La sentence est irrévocable : désormais, elle ne quittera plus son lit.

C'est étrange d'avoir deux filles, chacune dans sa chambre, l'une et l'autre séparées par un couloir infranchissable. C'est encore plus déstabilisant de voir leur avenir prendre des directions diamétralement opposées. Dans quelques semaines, Azylis pourra enfin franchir le pas et découvrir le monde qui se cache jusqu'à présent derrière la porte de sa chambre. Elle s'inscrit dans une dynamique positive.

Thaïs, elle, se retire progressivement. Au cours de sa vie, elle a arpenté chaque pièce de l'appartement d'abord debout, puis à quatre pattes et enfin assise dans une coque. Elle ne le fera plus. Elle ne connaîtra que ce qu'on lui rapportera de la vie au-delà de ces quatre murs, au-delà de ce rectangle que constitue son matelas. Son univers se réduit donc à deux mètres de long sur quatre-vingt-dix centimètres de large. Une peau de chagrin qui me fend le cœur.

C'est bien connu, l'immobilité est cause de bien des tourments, pour le corps et pour l'âme. Moralement, Thaïs ne montre aucun signe d'affliction. Elle reste paisible sur son lit, écoute ses histoires, savoure les visites, chahute avec son frère. Physiquement, son alitement génère quelques soucis. L'être humain n'est pas conçu pour vivre couché. Thaïs éprouve une multitude de désagréments. Ses points d'appui s'irritent, ses membres s'ankylosent, ses bronches s'encombrent. La situation peut dégénérer très vite si l'on n'agit pas. Pour y remédier, le médecin préconise le passage quotidien d'un kinésithérapeute afin de faciliter la respiration et d'entretenir un semblant de mobilité.

Nous épluchons les Pages jaunes à la recherche d'un praticien disposé à prendre en charge, à domicile, ce type de pathologie rare. La tâche est plus ardue que nous le pensions à première vue. Nous sommes au bord du désespoir quand nous finissons par trouver la perle rare. Jérôme accepte sans sourciller notre demande. Quand il se présente devant Thaïs, elle l'adopte tout de suite, sans le voir. À l'instinct. Je sens qu'elle guette tous les jours son arrivée. Elle soupire de bonheur quand il entre dans la pièce et elle se laisse manipuler en toute confiance. C'est émouvant pour une maman. Car, malgré l'altération de nombre de ses facultés, je constate que le cœur de ma petite fille sait encore se gonfler de tendresse.

UNE SPIRALE INFERNALE. Une semaine seulement après son retour à la maison, alors que Thaïs a enfin retrouvé ses repères et recouvré des forces, son état se complique à nouveau. Elle recommence à souffrir. Terriblement.

Les crises sont chaque fois plus fréquentes et plus violentes. Nous avons bien sûr toute une armada de médicaments pour la soulager, mais la douleur résiste. Et les crises se prolongent. Elles surviennent à n'importe quel moment, sans prévenir, et s'arrêtent comme elles ont commencé. Elles peuvent être d'une rapidité foudroyante ou au contraire s'éterniser pendant plus d'une heure. Quelle que soit leur durée, elles ont toutes un point commun : elles sont insupportables. Ces accès de souffrance laissent Thaïs anéantie. Et tout témoin en état de choc.

Cet après-midi, tout est calme dans la chambre. Thaïs et moi écoutons une histoire, serrées l'une contre l'autre sur son lit. Quand surgit une crise. La plus douloureuse à laquelle j'ai assisté. La plus traumatisante. Je ne pourrai jamais décrire ces scènes. Il n'y a rien de pire que d'assister avec impuissance à la souffrance de son enfant. Rien de pire.

Plus jamais. Je ne veux plus jamais qu'elle souffre. Ça n'est pas supportable. Il faut employer les grands moyens, passer à la vitesse supérieure. Tout mettre en œuvre pour que ça s'arrête. Tout de suite. Une fois Thaïs calmée, j'appelle l'hôpital. Je suis encore sous le choc, mes doigts tremblent sur les touches du téléphone et ma vue se brouille à travers les larmes. Quand j'explique la situation au médecin, il décide d'hospitaliser Thaïs sur-le-champ.

J'ai juste le temps de rassembler le minimum pour un séjour à l'hôpital, sans oublier l'indispensable disque de berceuses, avant que l'ambulance ne se présente devant l'immeuble. Quelques minutes plus tard, elle arrive en trombe, toutes sirènes hurlantes, aux portes de l'hôpital. Le trajet a déclenché une nouvelle crise. J'ai entendu le chauffeur lâcher à mi-voix «Oh, mon Dieu, c'est pas possible de souffrir comme ça», avant d'enfoncer un peu plus son pied sur l'accélérateur.

TOLÉRANCE ZÉRO. Face à la douleur, l'hôpital applique des instructions nettes et précises : sous aucun prétexte, en aucune circonstance, on ne laisse un patient souffrir. Encore moins s'il s'agit d'un enfant. Les mentalités ont bien évolué. Je me souviens, quand j'étais petite, d'avoir serré les dents et retenu mes larmes, tandis que le docteur m'assurait que «non, ça ne fait pas mal. Allez, tu es une petite fille très courageuse». Eh bien si, c'était douloureux tous ces points de suture sans anesthésie! Il aurait au moins pu l'admettre. Autrefois, la manière d'évacuer la douleur, c'était de la nier. Cette logique est devenue archaïque. Heureusement! Aujourd'hui, non seulement on reconnaît la souffrance, mais on cherche à évaluer son intensité pour mieux la supprimer, même chez les tout-petits.

Dès son arrivée à l'hôpital, Thaïs est prise en charge par une médecin spécialisée dans la douleur. C'est une discipline récente dans le corps médical. Et ô combien utile ! Après un examen rapide et complet, elle détermine le degré de souffrance de notre fille ; il dépasse l'échelle officielle. Nous savions déjà qu'il se situait au-delà du supportable. Il suffisait de la voir… Elle prescrit les remèdes nécessaires pour la soulager tout de suite. Quelques courts instants plus tard, Thaïs se calme enfin et s'abandonne à un sommeil réparateur.

À mi-voix pour ne pas réveiller ma princesse endormie, la docteure explique la prise en charge qu'elle compte mettre en place. En effet, dans sa nouvelle approche de la douleur, la médecine ne se contente pas d'admettre et d'apaiser les maux physiques, elle essaie aussi de les anticiper. Thaïs ne doit plus subir ces crises. Jusqu'à maintenant, nous étions pris de vitesse par l'évolution de la maladie et les douleurs qui l'accompagnent. Dorénavant, nous allons la devancer.

La docteure passe en revue l'éventail des analgésiques utiles à Thaïs ; cela va du paracétamol à la morphine, en passant par le gaz Méopa, ce gaz hilarant qui arrête la souffrance. L'efficacité de ces traitements ne fait aucun doute ; cependant, la docteure souhaite que nous réfléchissions avant de donner notre consentement. Car ces médicaments ne sont pas sans effets secondaires. Ils vont entraîner une importante somnolence chez Thaïs. C'est le revers incontournable de la médaille. Elle ne souffrira plus, mais elle sera moins présente. Nous acceptons, sans hésitation.

« **D**EMAIN, VINGT ET UNE HEURES TRENTE. Pavillon bleu, deuxième étage, première chambre à droite. Tu remplaces Caro. Elle te donnera les instructions. Le lendemain à huit heures, Marie-Pascale prendra la relève. J'arriverai un peu plus tard dans la matinée.

– D'accord. C'est noté. Si j'ai un problème, je peux appeler ?

– Oui, à n'importe quelle heure. Bon courage et bonne nuit. »

On se croirait dans un film d'espionnage. La réalité est plus prenante encore que la fiction. C'est l'armée de Thaïs qui est en marche. Elle se forme dès son entrée à l'hôpital. En effet, la nouvelle de son hospitalisation se répand plus rapidement qu'une traînée de poudre dans notre entourage. Consternés par cette nouvelle séparation, nos proches, ou moins proches, nous proposent leur aide et leur temps. Un réseau s'organise à la vitesse de l'éclair et se relaie auprès de Thaïs, de jour comme de nuit. Le mot d'ordre est clair : il faut assurer une permanence à ses côtés, vingt-quatre heures sur vingt-quatre, en nous soulageant au maximum. Parfois les visites s'entrechoquent, quand la relève arrive un peu tôt et que le visiteur précédent joue les prolongations. Les infirmières sont habituées à ce ballet continuel de nouveaux visages auprès de notre princesse. Elles appellent cela « la solidarité Thaïs ».

La solidarité… est-ce vraiment ce sentiment qui pousse ces amis, parents, cousins, jeunes et moins jeunes, à passer une heure, une journée, une nuit dans une chambre d'hôpital confinée, auprès d'une petite fille de deux ans qui ne voit plus, ne parle plus, ne bouge plus ? Je ne crois pas que ce soit un simple élan de solidarité, non. Je sens qu'il y a autre chose. Je le sens à leur motivation, plus forte que de la sympathie, plus intense que de la compassion, plus profonde que de l'affection.

À travers des anecdotes, des récits, des confidences, chacun nous dévoile à mots couverts la raison qui le conduit jusqu'à Thaïs. Toutes ces raisons, qui n'en forment qu'une, nous les recevons comme un cadeau. Droit au cœur.

« Il y a quelqu'un ? » L'infirmière entre dans la chambre de Thaïs et s'étonne de la trouver seule sur son lit, les yeux grands ouverts, riant doucement, tournant son visage de tous côtés. Soudain la porte du placard s'entrouvre. Caroline sort la tête discrètement. « Chut, je joue à cache-cache avec Thaïs. Ne dites pas que vous m'avez vue ; ce n'est pas facile de dénicher une bonne cachette dans cette chambre d'hôpital. Sous le lit, elle me trouve tout de suite. »

Tout attendrie, l'infirmière met un doigt sur sa bouche en signe d'assentiment, et s'approche de Thaïs pour lui faire son soin, comme si de rien n'était. Thaïs jubile.

Ce jour-là, du haut de ses trente ans, Caroline a retrouvé une âme d'enfant enfouie au plus profond d'elle,

depuis trop longtemps. Elle l'a retrouvée pour Thaïs...
et grâce à elle.

Louis-Étienne est assis au bord du lit de Thaïs, les
yeux rougis, le nez gonflé. Il pleure son premier chagrin
d'amoureux. À vingt ans, on est persuadé que les plaies
d'amour sont éternelles et parfois même mortelles. Il est
inconsolable. Il confie à Thaïs les affres de son cœur et
les vicissitudes de sa vie sentimentale.

Thaïs se tourne vers lui, capture son regard et se met
à rire. Elle rit de plus en plus, sans s'arrêter. Si fort que
Louis-Étienne ne résiste pas et se laisse entraîner. Il rit
lui aussi. Ils rient tous les deux à gorge déployée. Et
soudain, tout lui paraît plus léger.

Il embrasse avec tendresse la main de Thaïs, et lui
confie comme un aveu : « Tu as raison, ma Thaïs, ce n'est
pas si grave. »

C'est peut-être cette magie-là qui conduit toutes ces
bonnes volontés en cohortes fidèles auprès de Thaïs.
Cette magie que l'on appelle l'amour.

LE BONHEUR EST PARFOIS FAIT DE PETITES CHOSES,
toutes petites, minuscules. Le nôtre prend corps ce matin
dans une molécule microscopique : l'arylsulfatase A,
l'enzyme qui manquait à Azylis... et qui est désormais
présente dans son organisme. Elle est invisible à l'œil nu,
mais les examens sont formels, elle est bien là ! C'est un
rayon de soleil au cœur de décembre.

À la naissance d'Azylis, son taux d'arylsulfatase A
était proche de zéro. Elle possède aujourd'hui un taux
normal... comme quelqu'un qui n'aurait pas de leucodystrophie métachromatique. C'était tout l'intérêt de la
greffe de moelle osseuse. Nous y sommes.

La présence de cette enzyme est un préalable indispensable à un éventuel arrêt de la maladie. Sans elle, rien ne peut empêcher la destruction de la myéline. Nous avons fait un grand pas en avant. Et emprunté soudain une nouvelle route, où il est permis d'y croire. Et si tout ça n'était bientôt plus qu'un cauchemar, et si elle marchait plus tard, et si elle allait vivre comme tout le monde. Et si, et si, et si… J'ai des myriades de « si » prometteurs dans la tête.

Il est trop tôt pour crier victoire. Bien trop tôt. En fait, rien n'est gagné. Car bien que la production de cette substance soit une condition indispensable pour guérir Azylis, elle ne garantit pas nécessairement que la maladie sera enrayée. La médecine ne peut pas expliquer les insondables mystères du corps humain. Pas encore.

Nous avons une seule certitude aujourd'hui : l'enzyme est là. Mais il reste un millier de doutes à lever. Cette enzyme sera-t-elle efficace ? Le sera-t-elle avant que la maladie ne fasse des dégâts irrémédiables ? Le sera-t-elle suffisamment pour stopper définitivement la progression du mal ? Seul l'avenir nous le dira. Tous les trois mois, Azylis va subir une batterie de tests pour suivre au plus près l'évolution des choses. Ils nous indiqueront si son état neurologique et moteur se stabilise ou si malheureusement…

Bon, mais ça n'est pas le sujet aujourd'hui. Je laisse ces inquiétudes pour demain. Pour l'instant, je savoure sans retenue la bonne nouvelle. Pour le reste, je dois essayer d'avoir confiance, en m'appuyant sur les points positifs. Les choses avancent de manière encourageante : la prise de greffe semble en très bonne voie et l'enzyme est là. Voilà de quoi nous donner de beaux espoirs. Et c'est bien connu, l'espoir fait vivre.

« **V**INGT FOIS SUR LE MÉTIER remettez votre ouvrage », conseille Boileau. Ici nous buvons la tasse, submergés par la progression effrayante des douleurs de Thaïs. Elles se font toujours plus violentes, forçant les médecins à revoir sans cesse leur copie et à réajuster chaque jour le traitement analgésique.

Voilà deux semaines que Thaïs est à l'hôpital. Elle ne devait rester que le temps nécessaire pour mettre au point une médication appropriée, mais l'hospitalisation s'éternise. Et le tableau s'assombrit à vue d'œil. La douleur n'est plus notre unique sujet d'inquiétude. Ni le pire, loin de là. La maladie s'attaque aux derniers remparts. Elle malmène le système nerveux central et menace les fonctions vitales.

Ce matin, le médecin nous a demandé de venir tous les deux, Loïc et moi. Cette requête ne nous dit rien qui vaille. Lorsqu'on nous convoque ensemble, c'est plutôt mauvais signe. En effet. D'une voix blanche, il nous annonce que la vie de Thaïs touche à sa fin.

Déjà.

L'hiver envahit la pièce. Les larmes se figent, le sang se glace, le cœur se givre. Déjà. Comment est-ce possible ? Je revois ma jolie Thaïs en février dernier, avançant sereinement dans l'existence, avec sa petite démarche atypique. C'était hier ! Depuis, la maladie s'est emballée, dans une course plus rapide encore que ce que nous redoutions. Sans que rien ni personne ne puisse la ralentir. Trois courtes saisons plus tard, ce galop effréné nous désarçonne. Et nous sommes sonnés.

L'été dernier, nous avions déjà craint pour ses jours, mais pas de la même façon. Thaïs était alors bien mal en point certes, mais elle n'était pas perdue. La médecine pouvait l'aider à se sortir de ce mauvais pas. Aujourd'hui, arrivés à ce stade de la maladie, nous ne maîtrisons plus rien. Les fonctions vitales peuvent flancher à tout moment. Thaïs est à la merci d'une défaillance cardiaque ou respiratoire fatale. Nous sommes terrassés par un horrible sentiment d'impuissance. Que pouvons-nous faire ? Si nous savions…

MERCI, DON QUICHOTTE. Sa lutte acharnée contre d'inoffensifs moulins à vent m'est d'une aide inestimable. En ces heures sombres, elle m'éclaire sur un point précis : il faut veiller à ne jamais se tromper d'adversaire. Or, j'ai une certitude, hélas : même avec la meilleure volonté, nous ne pouvons pas sauver Thaïs. Ce constat n'est pas un aveu d'échec ; parce que, au fond, je prends à nouveau conscience que, depuis des mois, nous ne luttons pas contre la leucodystrophie.

Cette maladie, c'est un moulin à vent qui nous ferait brasser de l'air bien inutilement. Nous n'avons pas d'énergie à gaspiller en pure perte ; nous avons rendu les armes il y a bien longtemps. Cela ne veut pas dire que nous restons les bras ballants. Nous tentons de relever un autre défi. «Ajouter de la vie aux jours lorsqu'on ne peut ajouter de jours à la vie. » Notre combat, c'est celui-là. Pas un autre.

Au printemps dernier, en notre nom à tous les deux, Loïc et moi, je me suis engagée auprès de Thaïs à tout faire pour la rendre heureuse. Aujourd'hui plus que jamais, cette promesse a un sens. Nous allons continuer à nous y employer. Jusqu'au dernier instant. Et nous ne reculerons devant rien.

Nous sommes à la mi-décembre. Noël se prépare. S'il est une fête familiale que Loïc et moi aimons particulièrement, c'est bien cette douce nuit-là. La nôtre s'annonce maussade cette année. Il ne tient qu'à nous de la rendre plus belle… Sans même nous concerter, nous savons ce que nous voulons. Nous l'annonçons ensemble au médecin : Thaïs va rentrer à la maison. Pour toujours.

C'est une folie ! Oui, c'est une folie. Tant mieux. Nous sommes prêts à toutes les folies pour Thaïs. Nous n'avons pas le cœur de confier ses derniers jours à d'autres, dans le cadre impersonnel d'un hôpital. Sa place est à la maison, au milieu de sa famille. Nous ressentons la force et le courage de la garder chez nous. Rien ne nous retiendra. L'urgence de la situation nous donne l'élan nécessaire pour franchir le pas.

Ce saut dans l'inconnu s'accompagne d'un sentiment de vertige à la fois agréable et inquiétant. Agréable parce que nous avons la conviction d'être à notre place. Inquiétant parce que nous ignorons tout de ce qui nous attend. Heureusement.

Le médecin accepte notre choix, et nous soutient en organisant une prise en charge à domicile. En quelques coups de téléphone, tout est prêt. Nous pouvons y aller. Au moment où nous quittons l'hôpital avec Thaïs, les infirmières contiennent à grand-peine leur émotion. Elles savent qu'elles ne reverront jamais leur Princesse Courage.

HAD. Des initiales révolutionnaires. Comme l'idée de l'hospitalisation à domicile. Elle peut se résumer ainsi : « Si tu ne viens pas à l'hôpital, l'hôpital viendra à toi. » Sans perdre un instant. Et sans rien oublier. Le jour même du retour de Thaïs à la maison, une infirmière sonne à la porte, avec un chargement à faire pâlir le père Noël et sa poche légendaire. Tout est là, les médicaments, le matériel, les machines, les flacons de nourriture.

L'HAD intervient chez nous en terrain connu ; les infirmières venaient déjà régulièrement soigner Azylis. Et je dois avouer qu'à plusieurs occasions, j'ai profité de leur passage pour les questionner sur la formation d'une escarre, l'apparition d'une plaque rouge, l'emballement du rythme cardiaque. Elles se pliaient de bonne grâce à mes questions inquiètes, mais la situation n'était pas très confortable pour elles tant que Thaïs ne relevait pas officiellement de leur « juridiction ». C'est chose faite. Elles ont désormais les coudées franches pour prendre les choses en main. Elles ne vont pas ménager leur peine !

Indispensable et éphémère. La prise en charge à domicile se résume en deux mots. Elle ne se substitue pas aux hospitalisations lourdes et longues. Elle s'adresse en général aux patients sur le chemin de la guérison, et leur offre la possibilité d'écourter ou d'éviter un séjour en milieu hospitalier. Elle est prévue pour un laps de temps donné. Une semaine, un mois, peut-être deux. Mais guère plus.

Le cas de Thaïs ne correspond pas à ce schéma. Chez elle, il n'y a pas d'amélioration possible. Pas de retour en arrière. Pas de rétablissement. On peut tout juste espérer un sursis. L'aggravation de son état de santé laisse présager une intervention de l'HAD de courte durée. Mais nul ne peut prédire l'avenir. Les infirmières le savent. Tout comme elles ont conscience de ce qui nous attend. De ce qui les attend. Ça ne les rebute pas. Au contraire. Elles aiment cette approche un peu différente de leur discipline, cette manière de dispenser des soins non pour guérir mais pour adoucir la vie. Leur engagement est sans faille; l'hospitalisation à la maison durera aussi longtemps que vivra Thaïs. Les infirmières nous le répètent dès qu'elles lisent le doute dans nos yeux : «Nous resterons avec vous, jusqu'au bout.»

L'HAD allège notre vie en accompagnant celle de Thaïs. C'est un soulagement de voir une équipe médicale monter à bord de notre embarcation. Tout doucement, nous redevenons un peu plus parents et un peu moins soignants de circonstance. Chacun retrouve sa place. C'est bien mieux comme cela. Les infirmières nous aident pour la toilette, les traitements, le quotidien; elles évaluent l'état de Thaïs, suivent son évolution et préviennent ses douleurs. Elles créent une interface avec les médecins, coordonnent les intervenants, réapprovisionnent le stock de médicaments et de matériel.

Tous les jours sans exception, qu'il pleuve, qu'il vente ou qu'il neige, l'une d'elles vient visiter Thaïs. Je m'habitue à ces rendez-vous quotidiens. Mieux encore, je les apprécie, je les guette. Un lien se tisse, solide. Pas de la même manière qu'à l'hôpital, où le cadre peut créer une distance. Ici, nous sommes chez nous. Nous accueillons chacune d'elles dans notre intimité familiale, en toute simplicité. Elles n'ignorent rien de nos mauvais jours, de nos humeurs, de nos tourments, de nos joies aussi. Elles partagent notre vie avec naturel, discrétion, et affection. Car elles s'attachent, bien sûr. Comment pourrait-il en être autrement? On ne peut rester indifférent quand on se rend au plus près d'un malade, chez lui. Aucune des infirmières ne cache son sentiment profond pour Thaïs. Elles viennent même parfois à deux auprès d'elle, pour s'occuper des soins. Princesse oblige!

GASPARD SE TIENT SUR LE SEUIL DE LA PORTE, la mine triste. Aujourd'hui Thaïs déménage. Elle quitte leur chambre commune pour s'installer dans la nôtre. À notre place. C'est mieux pour elle. Et pour lui. Leur chambre avait pris des allures d'hôpital avec les bonbonnes d'oxygène, les bouteilles de gaz contre la douleur, les tuyaux, les capteurs, les stocks. L'espace dédié au jeu s'en trouvait considérablement réduit.

La bouche de Gaspard se tord en une moue boudeuse. «Je m'en fiche d'avoir de la place pour jouer. Ce que je veux, c'est garder ma sœur avec moi.» Tout en démontant le cadre de notre lit, je lui expose à nouveau les raisons de ce changement. Les raisons officielles. Les soins de Thaïs compliqués par l'exiguïté de la pièce, le passage constant des intervenants, le matériel médical imposant, le respect du sommeil de sa sœur, etc. Gaspard n'est pas convaincu. Et soudain, il éclate en sanglots en répétant : «Je veux rester avec Thaïs, je veux rester avec Thaïs.» Alors je trouve le courage de lui dire ce que je voulais taire.

Si la psychologue et l'équipe de l'HAD nous ont conseillé de les séparer, ça n'est pas pour des considérations pratiques. À ce stade de la maladie, la vie de Thaïs ne tient qu'à un fil. Elle peut s'endormir un soir et ne pas se réveiller le lendemain. Gaspard le sait sans qu'on ait eu besoin de le lui dire. Inconsciemment, il veille sur elle. Il interrompt ses jeux pour s'assurer qu'elle va bien. Il tarde à s'endormir le soir, car il écoute les machines. Quand il se lève la nuit pour une envie pressante, il ne peut s'empêcher de vérifier si sa sœur respire toujours.

Un matin, entre deux tartines, il a brusquement demandé : «Papa, maman, si je me lève le matin et que Thaïs est morte, qu'est-ce que je fais? Je viens vous réveiller ou pas?» Mon bol de café m'a échappé des mains et s'est renversé sur la table en se brisant. Nous avons alors pris conscience qu'il fallait de toute urgence modifier notre installation.

Gaspard ne doit en aucune façon être le premier témoin du dernier souffle de Thaïs. Ce n'est pas son rôle. C'est le nôtre. Nous avons fait le choix de garder Thaïs à la maison quelles que soient les circonstances ; c'est à nous d'assumer cette décision et d'organiser notre quotidien afin que tout se passe pour le mieux, pour tous.

J'explique tout cela à Gaspard, dans une version adaptée à son âge.

« Nous ne voulons pas t'éloigner, nous voulons te protéger. Pour que tu vives ta vie de petit garçon.

– Oui, mais maman, c'est ça ma vie, c'est d'être avec Thaïs. Après elle ne sera plus là, et je ne pourrai plus jamais la voir. Après, je serai peut-être un adulte et ça sera trop tard. »

Une fois encore, la justesse du raisonnement de cet enfant me déroute et me remet sur la bonne voie. Je me rends à ses arguments.

« Tu as raison, Gaspard, jouer avec ta sœur, ça fait partie de ta vie. C'est même une très belle chose. Mais tu ne dois pas être responsable d'elle. Nous allons quand même l'installer dans notre chambre, mais tu pourras venir quand tu veux, le jour et la nuit. Tu pourras y rester autant de temps que tu le désires. »

Pas une journée ne passe sans que Gaspard rende visite à Thaïs. Souvent, après l'école, il s'assied à côté d'elle sur le lit et lui parle de sa journée. Il rit et elle sourit lorsqu'il lui raconte les jeux dans la cour de récré, les batailles de mie de pain à la cafétéria, les réprimandes de l'enseignante. Nous sommes priés de sortir lorsqu'il lui confie ses secrets d'enfant, ceux que nous n'avons pas le droit d'entendre. « Je peux tout dire à Thaïs. C'est pratique, elle ne répète jamais les secrets. Et je suis sûr que même si elle pouvait parler, elle ne les dirait pas. »

Parfois, Gaspard entre en coup de vent dans la pièce, embrasse rapidement sa sœur et ressort aussi vite. Il va dans sa chambre et ferme la porte. Là, il retrouve son monde. Un monde peuplé de dinosaures au nom savant, de pirates armés jusqu'aux dents, de preux chevaliers, de robots puissants. Un monde sans leucodystrophie, sans greffe de moelle osseuse, sans équipement médical. Un monde innocent de petit garçon de presque cinq ans.

J'AI LA TÊTE DANS LES ÉTOILES. Celles qui scintillent dans le sapin vert, au milieu du salon. Gaspard, les bras chargés de guirlandes multicolores, finit de décorer l'arbre avec application. Il fredonne des chants de circonstance, entonnés par les Petits Chanteurs à la croix de bois. *Douce nuit, sainte nuit.* Les chaussures dépareillées, disposées en arc de cercle au pied du sapin, s'avachissent sous le poids des paquets enrubannés. Sur la table parsemée de paillettes dorées, le couvert est dressé, rouge et blanc. Treize desserts arrangés dans de larges assiettes, bien séparés, attendent sagement les doigts avides et gourmands des convives. Le soir tombe ; on allume des bougies, on tamise les lampes. Noël approche.

Les parents et les sœurs de Loïc sont là, soudés autour de nous pour fêter Noël. Nous l'avons promis à Gaspard, personne n'affichera de mine triste en cette soirée féerique. Une flûte légère et pétillante à la main, chacun se presse autour du sapin, posté devant ses chaussures chargées de cadeaux. Celles de Thaïs et d'Azylis ne manquent pas à l'appel. Nous les avons apportées, symboliquement. Je regarde les paquets décorés avec soin. Un petit pincement au cœur. Mais pas de larmes, promis.

Au moment où chacun s'avance pour découvrir la pile tant convoitée, Gaspard demande timidement : « Mes petites sœurs… on ne pourrait pas… ? Juste ce soir. Pour être ensemble. » Gaspard sollicite une trêve en cette nuit spéciale. Loïc et moi échangeons un regard, conquis par sa requête. Le soir de Noël, tout est permis, non ?

Thaïs soupire sur son lit. Azylis gazouille dans sa chambre. Sages comme des images, toutes les deux. Loin de se douter de ce qui les attend. Dans le salon, Zabeth et Armelle préparent leur arrivée. Elles poussent la table basse, déplacent un canapé, libèrent des prises électriques. Une fois tout en place, elles assistent à un bien étrange défilé, plus cérémonieux que celui des Rois mages. Loïc entre en portant Thaïs, belle comme Blanche-Neige dans les bras de son prince charmant. Raphaëlle le suit de près, chargée de la pompe pour l'alimentation. Pierre lui emboîte le pas, avec la bouteille d'oxygène et celle de gaz contre la douleur. Je ferme la marche, avec Azylis, jolie comme un cœur dans sa robe écarlate. Oui, j'ai pris le temps de lui enfiler une tenue élégante pour faire honneur à cette sortie improvisée. On est coquette ou on ne l'est pas !

Nous avons décidé d'extraire Azylis de sa chambre sur un coup de tête, mais nous n'avons pas pour autant oublié les consignes de prudence. Chacun se désinfecte copieusement les mains avant de revêtir un masque. Azylis en porte un elle aussi, censé lui couvrir le nez, la bouche, mais qui déborde allégrement sur tout le visage. De plus, elle est installée dans un siège entièrement recouvert d'une coque transparente. Elle ne veut pas de toutes ces précautions, bien sûr, et s'applique à arracher le masque. Avec succès. En quelques minutes, elle l'enlève, le chiffonne en boule et l'envoie loin d'elle.

Cette victoire ne lui suffit pas. Elle pousse tant qu'elle peut sur la protection en plastique qui fait écran entre elle et la vraie vie. Bientôt, ma chérie, bientôt tu pourras toucher du doigt ce monde.

Trois, deux, un, partez! Le signal est donné. Nous pouvons ouvrir nos cadeaux. Gaspard n'y tient plus. Il peste contre les rubans trop serrés, déchire les papiers. Et s'émerveille avec un enthousiasme redoublé à chaque trouvaille. Il fait à lui seul plus de bruit que l'ensemble de la famille! Loïc montre ses nouveaux jouets à Azylis, de loin; ils ne sont pas encore aseptisés.

Mes courses de Noël ont été un vrai casse-tête pour Thaïs. Que peut-on offrir à une petite fille comme elle? Difficile. Elle ne s'intéresse ni aux poupées, ni aux bijoux, ni aux petites suisinières. Je tenais à trouver des présents qui lui conviennent. J'ai finalement opté pour une bougie parfumée et un disque de contes. Je les déballe à sa place et lui décris mes découvertes, en approchant la bougie sous son nez. Ses narines frémissent. Elle a senti…

Gaspard vient contre moi les mains remplies de trésors, les yeux brillants de bonheur. Il s'étonne : «Maman, tu n'ouvres pas tes paquets? – Non pas maintenant, plus tard.» J'ai déjà mon cadeau. Mon regard englobe mes trois enfants réunis. Je ravale un sanglot ému, *in extremis*. Une promesse est une promesse.

La parenthèse se referme. Thaïs et Azylis retrouvent vite le calme de leur chambre. La magie de Noël nous imprègne. Après le réveillon, la fête se prolonge jusqu'à des heures indues. Nul n'a envie de rompre le charme de cette soirée. Une fois seuls, Loïc et moi restons un long moment en silence, lovés dans un coin du canapé, emmitouflés dans la profondeur de la nuit. Les étoiles lumineuses scintillent toujours. Pas sur le sapin, mais au fond de mes yeux. C'est mon plus beau Noël.

LA LETTRE EST LÀ, PLIÉE, SCELLÉE ET RANGÉE dans le carnet de santé de Thaïs. Une seule mention noircit l'enveloppe : *À l'attention du Samu*. Cette missive est signée du neuropédiatre. Il l'a rédigée à notre initiative quelques jours auparavant. Et bien lui en a pris ! Elle nous est d'un précieux secours ce soir. Quand l'équipe du Samu (service d'aide médicale d'urgence) franchit notre porte peu après minuit, je tends l'enveloppe en tremblant. Sans un mot. Le médecin urgentiste la décachette et lit en silence. Une fois sa lecture achevée, il la range en disant : « J'ai compris. » Et il entre dans la chambre de Thaïs.

Thaïs va mal, très mal. Sa température s'élève à plus de 40 °C, mais ses pieds et ses mains sont gelés. Son pouls dépasse les deux cents battements par minute. Elle est inconsciente. Pendant que les intervenants du Samu s'affairent autour d'elle, je déplie la lettre et la parcours à mon tour, pour la première fois. Le neuropédiatre résume ce qu'est une leucodystrophie métachromatique (tous les médecins ne connaissent pas cette pathologie rare). Il retrace les phases de dégradation et mentionne l'état actuel de Thaïs. Il rappelle que le traitement appliqué est uniquement palliatif. Il confie que nous avons compris le caractère inéluctable de la maladie et souligne deux fois que nous ne voulons pas que Thaïs soit intubée ou placée sous respirateur artificiel. Enfin, il mentionne que nous souhaitons être informés de l'imminence de la fin. Une dernière recommandation clôt le texte : « Merci de tout mettre en œuvre pour soulager ses douleurs, des accès paroxystiques impressionnants. »

« Paroxystiques », c'est le seul terme que je n'ai pas compris. Le reste est limpide. Le médecin a parfaitement décrit la situation ; il a fidèlement exprimé nos choix. Des choix délicats dont nous avons beaucoup discuté, Loïc et moi. Nous les avons faits en notre âme et conscience.

Ils balisent maintenant notre champ d'action. Et délimitent notre ligne de conduite : nous voulons accompagner Thaïs et la garder le plus longtemps possible avec nous, mais sans nous acharner pour la maintenir en vie ; nous ferons tout pour qu'elle ne souffre pas, mais sans abréger sa vie. En somme, nous voulons juste respecter l'ordre naturel de son existence.

Le médecin du Samu conçoit très bien notre décision. Et la respecte. Il nous explique donc la situation. « L'état de Thaïs est très critique. Les choses peuvent basculer à tout moment, d'un côté comme de l'autre. Nous restons avec vous si vous le souhaitez. » Nous acceptons volontiers leur présence ; elle nous tranquillise.

Malgré la gravité des circonstances, personne ne perd son sang-froid. L'équipe du Samu nous décharge des soins. Les infirmiers essaient de faire baisser la fièvre et de ralentir le rythme cardiaque. Ils donnent les médicaments, prennent les signes vitaux, surveillent l'évolution. Loïc et moi restons tout près de Thaïs. Nous lui parlons. Nous l'encourageons à se battre. Nous l'assurons de notre amour éternel.

Au bout de deux heures, le pouls ralentit un peu et la température fléchit. Le médecin du Samu attend que l'amélioration se confirme, puis nous décidons d'un commun accord que l'équipe peut se retirer. Elle part donc en nous faisant promettre de rappeler si cela se compliquait à nouveau. Je la raccompagne. Au moment où je ferme la porte, le médecin se retourne et me dit : « Bravo pour votre courage. Celui que j'ai vu dans la chambre et celui que j'ai lu dans la lettre. » Puis il tourne les talons, visiblement ému.

Au petit matin, Thaïs se réveille comme s'il ne s'était rien passé.

31 DÉCEMBRE. LES DERNIÈRES MINUTES de l'année s'égrènent. La relève est assurée, suspendue aux aiguilles de l'horloge. Prête à basculer dans l'inconnu, comme nous. Nous passons le cap avec quelques proches, les irréductibles, les indispensables. Ceux qui osent nous souhaiter une bonne année. Les seuls.

Les autres ne s'y aventurent pas de peur de commettre un impair. De prononcer les mots qui blessent. Certains se taisent, en proie à un mutisme gêné. D'autres se hasardent, à reculons. Ils bredouillent, ils bafouillent. On devine entre leurs dents serrées des paroles soupesées, remâchées. Indigestes. Ils espèrent «que les choses se passeront au mieux cette année, si c'est possible». Le mieux est l'ennemi du bien... C'est aussi le mien.

Si vous saviez... Je voudrais vous supplier tous, à genoux s'il le faut, de nous souhaiter une bonne et heureuse année. Vous qui nous proposez sans relâche votre soutien; vous qui regrettez sans cesse votre impuissance à nous soulager. Voilà ce qui, aujourd'hui, nous rendrait vraiment service: aidez-nous à nous ancrer dans l'espérance ! Faites en sorte que nous gardions confiance ! Poussez-nous à positiver !

Nous avons besoin par-dessus tout d'espoir et d'optimisme. Un besoin vital. Vous pouvez commencer dès maintenant, en nous souhaitant une bonne année. Et s'il vous plaît, oubliez les voix empruntées, les tons compassés, les regards condescendants. Souhaitez-le-nous de tout votre cœur. Pas une fois, mais cent. Quand on a peur d'en faire trop, on n'en fait pas assez.

Quand et comment les choses se dérouleront, nous l'ignorons, mais nous savons ce que les prochains mois nous réservent. Oui, nous ne le savons que trop bien. Nous n'occultons rien de ce qui se prépare, mais nous ne voulons pas y penser maintenant. Le moment viendra bien assez vite. Si nous nous focalisons aujourd'hui sur l'épreuve qui nous attend, nous resterons figés jusqu'à ce qu'elle nous anéantisse. Paralysés par la peur pour finir emportés par le désespoir.

Le pire est toujours certain. D'accord. Mais le meilleur existe aussi. Et mérite que l'on s'y attarde. Alors pour l'année qui vient, s'il vous plaît, ne nous souhaitez pas du mieux ou du bien, souhaitez-nous le meilleur !

NOTRE VIE N'A RIEN D'UN CONTE DE FÉES. Pourtant nous sommes entourés de jolies princesses : l'une, Princesse Courage, qui prend des allures de Belle au bois dormant ; l'autre, Princesse au petit poids, qui snobe royalement ses biberons.

Azylis rend la balance neurasthénique. Elle ne pèse pas plus de cinq kilos, ce qui, à sept mois passés, la place dans des profondeurs abyssales sous la courbe moyenne imprimée dans les carnets de santé. Nous avons d'ailleurs renoncé à la peser. Cela ne servait qu'à nous déprimer un peu plus, sans influencer le moins du monde son appétit.

Elle boit, c'est certain. Mais des biberons de lutin, dont le niveau atteint laborieusement la trentaine de centilitres. Et encore... Elle peine à les terminer. Nous sommes prêts à toutes les ruses pour l'aider à grossir. Comme la quantité ne suffit pas, on mise sur la qualité. La diététicienne lui concocte de savantes recettes qui enrichissent son alimentation. Chaque gorgée a donc une valeur nutritionnelle importante. Nous multiplions également les biberons. Azylis prend cinq repas répartis sur les douze heures d'une journée. En fait, ils ne sont guère espacés. Car elle boit lentement, très lentement, épouvantablement lentement. Chaque biberon dure au minimum une heure. Pour trois malheureux décilitres. Ainsi, du lever au coucher, nous passons cinq heures enfermés dans la chambre d'Azylis, pestant derrière nos masques pour qu'elle accélère le rythme et augmente le nombre de gorgées, en rêvant de la voir devenir boulimique. Rien n'y fait. Ni les supplications, ni les distractions, ni les promesses, ni les caresses. Nous n'avons qu'à prendre notre mal en patience.

La patience. Une vertu dont nous sommes inéquitablement pourvus. Les tétées marathons d'Azylis nous poussent à bout. Loïc et moi les redoutons chaque jour un peu plus. Je sais bien qu'Azylis ne fait pas de caprice, que ses difficultés à avaler sont une conséquence persistante de la chimiothérapie. Malgré cela, je ne parviens pas à prendre patience. J'ai l'horrible sentiment de perdre mon temps à compter laconiquement ses maigres gorgées.

Thérèse vient à notre secours, presque malgré elle, car l'une de ses qualités principales, c'est justement la patience. Thérèse a une approche radicalement différente du temps.

Elle s'étonne de nous voir toujours courir après le temps, de râler quand il nous faut patienter, de maudire les files d'attente. Thérèse n'a jamais l'impression de perdre son temps. Elle vit tout ce qu'elle fait. Et elle trouve un intérêt à tous les instants de sa vie. Quand elle donne le biberon à Azylis, elle ne garde pas les yeux rivés sur sa montre. Elle se réjouit de ce moment passé avec elle, sans penser ni au niveau du lait ni aux minutes qui s'écoulent.

Il en va de même lorsqu'elle l'accompagne à l'hôpital. C'est bien connu, en milieu hospitalier, on attend souvent… et longtemps. Moi, rapidement, je maugrée, je m'énerve, je tourne en rond. Thérèse, elle, voit dans ces hospitalisations l'occasion de faire des rencontres intéressantes, de découvrir un nouveau cadre, de ralentir la course effrénée du quotidien. Parce que pour elle, l'attente n'est pas un vide ; c'est un état en soi qui peut être source de richesses. Thérèse ne met pas sa vie entre parenthèses quand elle doit patienter, elle continue à vivre à un rythme différent, c'est tout.

Je la regarde faire avec admiration. Conquise par sa vision des choses et la sérénité qu'elle dégage, je décide de l'imiter. Difficile apprentissage que celui de la patience. Il me faudra plusieurs jours, des semaines même, avant d'arriver à inverser la tendance et de considérer le temps des biberons d'Azylis comme autant de moments privilégiés avec ma fille. Je me contiens pour ne pas penser à tout ce que je pourrais faire à la place. J'essaie de vivre l'instant, avec calme et douceur. En prenant mon temps.

Cette nouvelle approche, précieux cadeau de Thérèse, va m'être d'une grande utilité. Dans bien des domaines de la vie. Avec Thaïs surtout.

COMME SI NOTRE EMPLOI DU TEMPS n'était pas déjà suffisamment chargé, un séjour à l'hôpital vient s'intercaler au tout début de janvier, entre les visites hebdomadaires d'Azylis. Pas dans l'hôpital qui suit la greffe cette fois, mais dans celui qui s'occupe de la maladie. Le rendez-vous est important : le service du professeur spécialisé dans les leucodystrophies réclame notre petite fille. Il est temps de comparer l'évolution de son état avec les données enregistrées juste après sa naissance.

Azylis va donc passer trois jours complets sous haute surveillance. Le programme est chargé : prises de sang, IRM, ponction lombaire, vitesse de conduction nerveuse, potentiel évoqué auditif. Bref, tout un tas d'examens qui ne me parlent pas beaucoup mais qui devraient en dire long.

Je ne m'attendais pas à cela. Je savais d'expérience qu'Azylis n'appréhendait pas les journées à l'hôpital. Elle en a déjà vécu tellement qu'elles font partie de sa vie. Elle les accueille toujours avec naturel. Mais là, tout est différent. Azylis vit ces soixante-douze heures d'hospitalisation comme des vacances au Club Med ! Elle rayonne de bonheur en découvrant une nouvelle chambre, de nouveaux jouets forcément plus intéressants que les siens à la maison, de nouvelles infirmières, certes cachées derrière leur masque mais toutes prêtes à pouponner. Toutes ces nouveautés sont autant d'occasions de s'émerveiller. Azylis ne se soucie même plus des examens pourtant pénibles et douloureux. Elle pleure juste le temps nécessaire, pas plus, puis elle recommence à sourire. Et à profiter de tout ce qu'elle découvre. Moi aussi, en la voyant si épanouie, je finis par oublier l'enjeu de ce séjour.

Nous sommes toutes les deux captivées par l'assemblage d'un casse-tête en bois quand le médecin entre, ferme la porte derrière lui et nous annonce la nouvelle : la maladie n'a pas progressé au cours des six derniers mois. Les résultats font toujours état d'un ralentissement au niveau du système nerveux central, mais pas plus qu'en juillet. Le nerf périphérique quant à lui est intact. Contre toute attente.

Je n'ai pas de mots pour décrire le bonheur, tout comme les mots me manquaient pour parler de ma peine. Le médecin reste silencieux lui aussi ; il se contente de sourire en savourant cette bonne nouvelle.

Nous en sommes tous conscients : ces bons résultats ne garantissent pas la guérison d'Azylis. Ils ne veulent pas dire que les choses n'évolueront pas négativement dans l'avenir, mais pour le moment, c'est la meilleure chose qu'on pouvait espérer. Depuis près d'un an, je me force quotidiennement à vivre au jour le jour. Alors aujourd'hui, je ne vais pas penser à ce qui pourrait advenir de désagréable plus tard, je vais juste profiter de ce moment merveilleux. Et recommencer à jouer avec ma fille.

U NE PROFONDE INSPIRATION, LES YEUX FERMÉS, les poings serrés. Pour me donner du courage. Et je me lance:

«Gaspard, j'ai une mauvaise nouvelle à t'annoncer. Ticola est décédé.

– Ça veut dire quoi décédé?

– Ça veut dire qu'il est… euh… qu'il nous a quittés, qu'il est parti.

– Il s'est sauvé? Il est où maintenant? Il va revenir quand?

– Il ne reviendra pas, Gaspard. Il est… euh, enfin, il est… mort.

– Ticola est mort? Mort pour toujours? Oh non, maman, c'est trop triste.»

L'année commence dans les larmes. Gaspard pleure la disparition de son fidèle petit compagnon. Il ne l'avait pas vu depuis plusieurs mois. Ticola n'était pas rentré avec nous à Paris. Sa présence dans l'appartement était incompatible avec les exigences d'hygiène d'Azylis. Il avait donc emménagé chez les parents de Loïc, en Bretagne. Gaspard avait accepté cette séparation à contrecœur, pour le bien de sa sœur. Il espérait retrouver Ticola bientôt, dès les prochaines vacances. Le changement de climat entre la douceur méditerranéenne et l'humidité des Côtes d'Armor a été fatal au petit cochon d'Inde.

Les larmes de Gaspard se tarissent avant son chagrin. Il essuie ses yeux d'un revers de manche et me regarde en fronçant les sourcils.

« Maman, pourquoi tu ne m'as pas dit tout de suite que Ticola était mort ?

– Mais je te l'ai dit, Gaspard, dès que je l'ai appris.

– Non, je veux dire, pourquoi tu as dit qu'il était parti ? C'est bizarre. Tu savais qu'il n'était pas parti puisqu'il ne reviendra pas. Et tu l'as dit quand même.

– Oui c'est vrai, mais j'avais peur de te dire qu'il était mort. C'est un mot difficile à prononcer, du moins pour les grandes personnes.

– Eh bien moi, je préfère entendre : "Il est mort." Moi je n'ai pas peur de la mort. Tout le monde va mourir. C'est pas grave la mort. C'est triste, mais c'est pas grave. »

Pourquoi est-ce que nous, adultes responsables, raisonnables, sages, avons-nous perdu cette belle simplicité ? Nous nous empêtrons dans des faux-semblants, des non-dits, des tabous. Par pudeur, ou par peur, nous bannissons de notre vocabulaire des termes comme « mort ». Ce mot devient imprononçable et inaudible. Pourtant, c'est une réalité imparable. Gaspard me l'a rappelé avec beaucoup de naturel. J'ai voulu épargner mon petit garçon en tournant autour des mots ; je l'ai troublé. Il n'avait pas besoin que je le protège, il voulait que je le console. Ce ne sont pas les mots qui blessent, c'est la manière de les dire.

Notre famille sera bientôt confrontée à une mort ô combien plus douloureuse et plus délicate à annoncer. Grâce à cette conversation, je sais maintenant comment j'apprendrai la nouvelle à Gaspard le moment venu. Cela me demandera beaucoup de courage d'utiliser les mots vrais, sans retenue ni emphase. Mais je dois bien cela à mon fils. Désormais, je sais ce que je lui dirai le jour où Thaïs partira… pardon, le jour où Thaïs mourra.

« **V**OUS POUVEZ L'EMBRASSER. » La phrase retentit avec la même solennité qu'un jour de mariage. Mais l'instant est plus émouvant qu'une noce. Le médecin m'annonce la chose en même temps que les résultats du dernier bilan sanguin : Azylis a désormais un système immunitaire efficace. Nous pouvons laisser tomber les masques. Je ne m'attendais pas à une telle nouvelle en arrivant à l'hôpital ce matin. Je suis totalement prise au dépourvu. Et toute chamboulée. Comme une jeune fille à l'heure de son premier baiser.

Un peu tremblante, j'enlève mon masque. Azylis me dévisage, perplexe. Soudain son menton tremble et son regard s'embue. Elle me scrute avec intensité. Elle ne me reconnaît pas ; elle ne m'a pas vue sans masque depuis plus de six mois. Presque toute sa vie. Ni moi ni personne d'autre d'ailleurs. Elle ne sait pas ce qu'est une bouche ni un nez. Elle ne connaît que les yeux.

J'accroche son regard pour la rassurer, en lui parlant doucement. Le médecin réitère son invitation.

« Allez-y, embrassez-la.

– Là, maintenant, tout de suite ? Je ne suis pas prête.

– Mais si, allons, vous en êtes capable. Elle est un peu perdue. Ça va la consoler. »

Ça peut paraître idiot, mais je suis intimidée. J'en ai si souvent rêvé au cours des six derniers mois. Je la prends dans mes bras, et quand mes lèvres touchent ses joues tendres, mon cœur se déchaîne. Je suis comme une boulimique qui cède à une crise ; je ne peux plus m'arrêter, je la mange de baisers.

Azylis s'apaise sous cette avalanche de baisers. Avec des petits gestes tout doux, elle caresse mes joues, ma bouche, comme quelque chose de fragile, d'irréel. Puis elle attrape en riant mon nez, mes lèvres, mon menton, les pétrit, les tire, les tord. Elle n'est plus effrayée, comme si elle s'était souvenue tout à coup de tous ces baisers que nous lui faisions quand elle était nouveau-née. Parce qu'il n'y a pas mieux qu'un baiser pour dire que l'on aime. Et se savoir aimé.

Je sors de l'hôpital pour appeler Loïc et lui faire part de l'événement. Dès qu'il décroche, je crie dans le téléphone : «Je l'ai embrassée, je l'ai embrassée ! » Les passants me regardent, mi-amusés, mi-interloqués. S'ils savaient… Oh oui, ce baiser, je ne suis pas près de l'oublier.

C'EST L'EFFET PAPILLON. Ou comment une petite cause peut engendrer de grandes conséquences. L'immunité à présent normale d'Azylis va avoir des répercussions sur l'ensemble de notre vie familiale. J'en prends conscience sur le chemin qui nous ramène à la maison. La quarantaine est levée. Azylis peut sortir de sa chambre. Elle est maintenant libre d'aller et venir où bon lui semble dans l'appartement.

Elle a tant de choses à découvrir. Et pas une minute à perdre. J'ouvre la porte, dépose manteaux et sacs à même le sol de l'entrée, et entraîne ma fille dans une visite guidée des lieux. Elle est fascinée par l'univers qui lui est enfin révélé. Chaque matière, chaque couleur, chaque objet est scruté. Elle ne sait plus où donner de la tête ; elle veut tout voir, tout prendre, tout toucher, comme s'il fallait rattraper ces mois d'isolement et de frustration derrière une porte toujours close. Ou comme si elle voulait engranger un maximum de sensations avant de se retrouver enfermée dans sa chambre. Elle ne sait pas encore que cette époque est révolue. Elle ignore qu'elle a désormais toute la vie pour en profiter. Toute la vie.

Les découvertes ne s'arrêtent pas là, loin s'en faut. Je garde le meilleur pour la fin. Je ralentis en approchant de la chambre de Thaïs. Très agitée par toutes ces nouveautés, Azylis gigote dans mes bras. Je marque le pas sur le seuil. Respire fort. Et entre.

Azylis cesse de s'agiter. Elle dévisage sa sœur allongée sur le lit, jette un œil surpris sur Thérèse assise à ses côtés. Je m'approche tout près d'elles. Le rythme du cœur de Thaïs s'accélère subitement, ses yeux s'écarquillent ; elle perçoit la présence de sa petite sœur. Et dans un geste lent d'une infinie douceur, elle entrouvre la main. Azylis se penche en avant, les sourcils plissés, l'air sérieux. Elle semble fouiller sa mémoire, à la recherche d'un souvenir précis. Et soudain, elle attrape la main de sa grande sœur. Et ne la lâche plus. Thaïs et Azylis se sont reconnues.

Je les laisse toutes les deux, main dans la main, yeux dans les yeux, sous la bonne garde de Thérèse. Gaspard sort de l'école. Il ne sait pas encore la bonne nouvelle. Sur le chemin du retour, je lui annonce qu'une belle surprise l'attend à la maison.

« Un nouveau cochon d'Inde ?

– Non, encore mieux.

– Je ne vois pas ce qu'il peut y avoir de mieux. Si ce n'est pas un cochon d'Inde, je ne suis pas sûr qu'elle soit si bien que ça, cette surprise.»

Quand il découvre Azylis installée avec Thérèse auprès de Thaïs, il hurle : «Attention, vous avez oublié vos masques ! Et puis Azylis n'est même pas dans sa chambre ! Mais qu'est-ce qui se passe ? Ça ne va pas du tout. Quelle catastrophe !» De catastrophe, il n'est point. Au contraire. Je lui explique que tout va pour le mieux. Qu'Azylis n'a plus besoin d'être tenue à l'écart. Il est perplexe. «C'est sûr ? Sûr et certain ?» Je confirme : «Sûr et certain.» Alors, dans un cri victorieux, Gaspard fond sur Azylis et la serre dans ses bras en pleurant de bonheur. Je réalise à quel point elle lui a manqué…

Loïc nous trouve tous là, autour d'Azylis. Il couvre sa fille de baisers, tous ces baisers refoulés depuis des mois. Que d'intrusions dans son espace vital tellement bien préservé jusque-là ! Mais Azylis ne s'en plaint pas, elle savoure chaque baiser et rit de bonheur quand ses joues veloutées se frottent sur celles râpeuses de son papa.

À compter de ce jour, le quotidien devient beaucoup plus simple, pour tout le monde. Nous avons tous un sentiment de liberté reconquise. Et nous en profitons ! Nous nous retrouvons souvent dans la chambre de Thaïs. Juste pour le plaisir d'être ensemble.

Gaspard, Thaïs et Azylis apprennent à se connaître. Au fil de leurs visites, les deux sœurs développent une complicité merveilleuse. Gaspard est tout attendri par Azylis. Il passe le plus clair de son temps avec elle, et ne manque jamais de lui rappeler qu'il ne faut pas qu'elle s'inquiète quand il quitte la pièce parce qu'il revient tout de suite.

Azylis multiplie les progrès au contact des autres. Elle commence même à trouver un intérêt nouveau aux biberons en nous voyant manger nous aussi. Loïc et moi sommes heureux de tourner cette page, même si les réflexes ont la vie dure. Combien de fois nous nous approcherons d'Azylis, à visage découvert, avec le désagréable sentiment d'oublier quelque chose d'important.

IL FLOTTE DANS L'AIR UNE DOUCEUR DE PRINTEMPS. Un soleil timide filtre à travers les nuages cotonneux ; cela suffit à faire oublier l'hiver. Cette atmosphère printanière m'a donné le courage de franchir la porte. Avec Azylis, dans sa poussette. Sans protection ni rien. Aujourd'hui, c'est sa première sortie officielle.

Elle écarquille les yeux d'étonnement, se contorsionne au passage des voitures, suit le défilé des passants. Elle dévore toutes ces nouveautés avec avidité, en tendant son visage aux rayons tièdes du soleil. Une brise légère lui coupe la respiration. Elle inspire profondément, cherche son souffle. Ses petites narines frémissent. Elle découvre le vent.

Debout derrière elle, fière comme un paon, je guide la poussette, le visage empourpré de plaisir. Cette balade au grand air me revigore. Le corps et le cœur. Il m'a fallu attendre huit mois pour retrouver ce petit plaisir. Huit longs mois. Presque le temps d'une grossesse. Comme si aujourd'hui, une nouvelle vie commençait pour Azylis. Et pour nous. Une vie ordinaire. Celle que l'on espérait.

Dans la rue, les gens avancent pressés, la tête engoncée dans les épaules, les yeux rivés sur le bitume. Leur rythme me surprend. Je n'ai pas les mêmes impératifs. J'avance à pas lents, savourant chaque instant de cette promenade. Des instants magiques, légers, gonflés d'allégresse.

Je marche en conquérante au milieu du trottoir. Quelques passants maugréent, s'écartent ou me bousculent, me doublent en pestant. Cela ne m'atteint pas ; leurs récriminations ricochent sur ma bulle de bonheur. Je promène ma petite fille. Et c'est la seule chose qui compte. La Terre peut s'arrêter de tourner, ça m'est bien égal. Le tour du pâté de maisons suffit à ma joie. Je me sens comme toutes les mamans, accrochées derrière leur poussette. À une différence près : je suis consciente de la chance inouïe que constitue le simple fait de promener son enfant comme ça, naturellement, le nez au vent.

CAPILUVE. LE NOM EST ÉTRANGE, la pratique singulière. Il sort tout droit du jargon médical, et désigne le shampooing d'une personne alitée. Depuis que Thaïs ne quitte plus son lit, nous avons appris l'art du capiluve. Plusieurs fois par semaine, avec l'aide des infirmières, nous effectuons ce rituel minutieux. Pour le plus grand bonheur de Thaïs. Car s'il est un soin qu'elle apprécie par-dessus tout, c'est bien celui-là. Un soin tout en délicatesse.

Thaïs commence à sourire quand elle nous entend préparer les bassines, apporter les cruches d'eau tiède, disposer les serviettes, les brosses, le sèche-cheveux et les barrettes. Elle frémit d'impatience quand on la positionne dans la largeur du lit, la tête calée entre les mains de l'infirmière. Elle soupire d'aise quand l'eau coule le long de ses cheveux. Elle ronronne de béatitude quand les doigts agiles font mousser le shampooing en massages réguliers. Elle se délecte quand la brosse glisse sur ses cheveux et que le séchoir souffle ses jolies boucles. Elle finit par s'endormir paisible, détendue et élégamment coiffée de tresses ou de couettes.

J'aime la capacité de Thaïs à capter tous les moments heureux. Elle possède une faculté innée pour déceler et extraire des pépites de bonheur au cœur même du malheur. Ainsi, la plupart des traitements sont source de félicité parce qu'elle n'en retient que les bienfaits. Comme lorsqu'on la masse pour éviter les escarres. Thérèse est experte en la matière ; elle peut passer des heures à enduire de crème ce petit corps perclus.

Chacun de nous s'applique tout particulièrement lors des soins. Leur nombre et leur fréquence vont crescendo. Il ne se passe guère de temps entre les prises de médicaments, les changes, la toilette, les massages, les aérosols. Nous transformons ces obligations en plaisirs. Une main sur sa joue pendant l'oxygénation, une caresse sur son bras pendant les prises de tension, une kyrielle de mots doux pendant le change. Thaïs perçoit tout ce que ces gestes contiennent d'amour et de tendresse. Des petits bonheurs précieux qui viennent se nicher là où on ne les attend pas.

L'OUÏE. IL NE LUI RESTAIT QUE CELA, fil fragile qui maintenait un semblant de communication normale. C'est fini... Quand le plateau chargé d'ustensiles et de médicaments s'est fracassé sur le sol, Thaïs n'a pas sursauté. Elle n'a même pas cligné des yeux, alors que Gaspard et Thérèse ont accouru pour savoir d'où venait ce vacarme. Elle n'entend plus.

Une fois de plus, je découvre son déclin presque par hasard. Elle n'avait rien manifesté jusque-là qui m'aurait permis de deviner plus tôt. Comme chaque fois, j'accuse le coup. Mais peut-être un peu moins brutalement que les fois précédentes. Parce que désormais, j'ai confiance en Thaïs et en son incroyable faculté d'adaptation. J'en ai déjà fait l'expérience, alors que les ténèbres envahissaient sa vue sans ombrager son cœur. Aujourd'hui, le silence ne la surprend pas plus que l'obscurité. Elle ne craint pas d'être coupée du monde. Elle ne l'est pas et elle ne le sera jamais. Elle est déjà passée à l'étape suivante. Elle a délaissé nos codes classiques de communication pour s'en approprier d'autres, plus subtils.

Les cinq sens sont un luxe. Un luxe dont on a trop peu conscience. Il faut perdre l'usage des sens pour les apprécier à leur juste valeur. Et réaliser leurs limites aussi. En effet, la maîtrise de l'ouïe, de la vue, de l'odorat, du goût, du toucher, est tout à la fois une richesse et une pauvreté. Une richesse, car les sens se complètent parfaitement pour nous permettre de percevoir au mieux le monde qui nous entoure. Une pauvreté, car lorsqu'on bénéficie de tous ses sens, on s'en contente. L'échange passe par ces voies naturelles, instinctives et restrictives. On ne peut pas imaginer faire autrement. Pourtant n'y a-t-il que les oreilles pour entendre, les yeux pour voir, la bouche pour parler, le nez pour sentir, la peau pour toucher ? Je ne crois pas. Ce serait méconnaître la nature humaine et son besoin viscéral de communiquer, de partager, de comprendre.

Petite, j'ai lu la belle histoire d'Helen Keller ; j'étais restée admirative devant le degré de connaissance et de communication auquel était parvenue cette jeune fille sourde, aveugle et muette. Sourde, aveugle et muette, un état que Thaïs connaît désormais. Sauf que, pour compliquer encore plus la situation, ma fille est presque entièrement paralysée. Pourtant dans son cas, comme dans celui d'Helen Keller, la volonté décuple les capacités. Rien ne l'arrête. Quand ses sens ne répondent plus, Thaïs découvre une voie inespérée pour rétablir le lien. Elle met à profit le moindre geste, le plus petit son ; elle exploite la densité de sa peau, la chaleur de son corps, le poids de ses mains, le battement de ses cils. Elle transforme tout en signe de vie. Et nous prouve à chaque instant qu'elle est bel et bien là et qu'elle comprend tout ce qui se passe. Thaïs est prête à partager avec nous ce qu'elle vit. À une condition : il faut que nous fassions l'effort d'aller vers elle, de recevoir ses messages, de décrypter ses codes. Elle nous demande d'être à l'écoute, non de sa voix, mais de tout son être. C'est bien là le secret : comme alternative au luxe des cinq sens, Thaïs propose la richesse de l'empathie. Elle nous convie à développer notre capacité à ressentir les émotions des autres.

Je ne crois pas au spiritisme, ni à la télépathie. Je crois au dialogue des âmes, au cœur à cœur, à la communication par l'amour. C'est vrai, Thaïs ne voit plus, mais elle regarde ; elle n'entend plus, mais elle écoute ; elle ne parle plus, mais elle dialogue. Et pour cela, elle n'a pas besoin des sens.

COMME TOUT EST CALME. Trop calme même. Je colle mon oreille contre le récepteur. Pas un bruit… Je bondis de mon lit, rattrapant *in extremis* la lampe de chevet qui vacille dangereusement, et me précipite dans la chambre de Thaïs. Je m'approche d'elle, fébrile, et tente d'entendre sa respiration. Je pose ma main sur sa poitrine. Son cœur bat paisiblement. Son souffle est régulier. Elle dort, tout simplement. Ouf!

Je reste encore quelques instants à la surveiller. Puis je retourne me coucher. Loïc grommelle, contrarié d'être à nouveau réveillé. Je regarde l'affichage phosphorescent du réveil. Il est quatre heures trente. C'est la troisième fois que je me lève cette nuit pour m'assurer que Thaïs va bien. Et pas la dernière malheureusement.

La scène se répète toutes les nuits. J'ai beau me raisonner, je ne parviens pas à calmer mes appréhensions. Depuis que Thaïs est à la maison, depuis que ses jours sont comptés, je n'ai qu'une crainte : qu'elle meure toute seule, sans un bruit. Qu'elle ait besoin de moi et que je ne le sente pas. Qu'elle réclame mon aide et que je ne l'entende pas. J'ai donc restreint mes activités pour lui consacrer presque tout mon temps. Je rechigne à sortir de la chambre et à m'éloigner d'elle. Je veux être là au bon moment. Bien sûr, en cas de changement brutal du rythme respiratoire ou cardiaque, les alarmes des machines m'alerteraient, de jour comme de nuit. Mais je ne leur fais pas confiance. Elles pourraient par malchance s'arrêter juste au moment où Thaïs se meurt. J'ai donc installé un moniteur pour me relier à elle quand je ne suis pas dans la pièce.

L'émetteur est posé tout près d'elle, à quelques centimètres de sa bouche ; le récepteur n'est jamais loin de moi. Il m'accompagne à la cuisine, à la salle de bains, au salon. Je ne le quitte que quand Loïc ou Thérèse est au chevet de Thaïs. Avant de me coucher, je règle le volume au maximum, pour l'entendre respirer. Cela m'apaise et me berce, mais ça m'empêche de m'abandonner à un sommeil profond. Je dors d'un œil et d'une oreille. Tous mes sens restent aux aguets. Le moindre bruit ou le moindre silence est suspect et me réveille. Mon stress augmente à mesure que les jours passent.

Dans l'équipe de l'HAD, une pédiatre spécialiste de la douleur passe régulièrement voir Thaïs pour évaluer son état et ses besoins. Ce matin, elle perçoit mes yeux cernés, mon teint pâle, ma nervosité. Et devine mon inquiétude. Je lui confie la cause de mes nuits hachées. Je lui avoue ma surveillance ininterrompue. J'éprouve une grande confiance en cette femme, pour ses qualités humaines et professionnelles. Nous discutons beaucoup, souvent de sujets médicaux, parfois de choses plus personnelles. Aujourd'hui elle comprend mon mal-être au premier regard.

Alors, debout devant le lit de Thaïs, elle me fait part de son expérience de médecin auprès d'enfants atteints du cancer. Sa voix est douce, emplie de délicatesse, de respect et de pudeur. Elle me parle de cette petite fille en fin de vie, veillée jour et nuit par sa maman ; et qui a décidé de mourir pendant le court instant où sa maman est sortie chercher un sandwich. Elle poursuit son récit avec d'autres exemples comme celui-là. Je baisse les yeux : je commence à percevoir la morale de l'histoire. Et je ne veux pas l'entendre.

« Laissez votre fille choisir. » Non, je ne peux pas faire ça. Non, je ne suis pas d'accord. Pour moi, il est évident que Thaïs souhaite que je sois à ses côtés au moment crucial. Comment pourrait-il en être autrement ? Elle est trop petite pour vivre ce passage toute seule. Pourtant, je sens tout au fond de moi que je fais fausse route. Je me projette à sa place, transpose mes propres craintes. Thaïs n'a peut-être pas peur de mourir, elle accepte les événements de sa vie avec tant de naturel. Elle nous l'a déjà prouvé en de multiples occasions depuis l'annonce de sa maladie : elle veut que nous continuions à vivre, et non que nous mettions notre existence en suspens à cause d'elle. Ma présence constante est déplacée, je m'impose.

Et si elle voulait rester toute seule ? Elle ne peut pas l'exprimer ; et quand bien même elle le pourrait, elle n'oserait pas. Aucun enfant n'oserait dire ça à ses parents. C'est trop violent. Pourtant, c'est vrai. Je le sais, mais je ne peux pas l'accepter. Je voudrais me greffer à Thaïs. Parce que si elle meurt alors que je ne suis pas avec elle, je m'en voudrai toute ma vie. Je culpabiliserai d'avoir relâché ma surveillance à cet instant. Je considère que c'est mon devoir de mère d'être là. Et pourtant… je ne peux ignorer cette petite voix sourde qui murmure à mon cœur : « Laisse-la vivre. »

Oui, la docteure a raison, mille fois raison. Je ne peux pas tout contrôler, tout maîtriser. Ma petite fille veut pouvoir choisir. Je me rends… Ce n'est pas une forme d'abandon ou de désamour. Au contraire, c'est une de mes plus belles preuves d'amour.

Ma décision est arrêtée, non sans souffrance. Je vais lâcher prise. Un peu. Et essayer de reprendre une vie la plus normale possible. C'est la seule façon d'avancer. Je continuerai bien sûr à m'occuper de Thaïs et à veiller sur elle, mais sans excès. J'espère que j'en serai capable. J'en tremble déjà.

Les bonnes résolutions ne doivent pas attendre ; sous les encouragements de la pédiatre, je débranche le moniteur et je le range au fond d'un tiroir. Tout au fond. Très loin. Le soir venu, je vais dire bonsoir à Thaïs, calmement. Je vérifie plusieurs fois les alarmes. Je m'attarde un peu auprès d'elle, repoussant le moment de la laisser seule. Enfin je sors de la chambre, sans fermer la porte. Une fois dans mon lit, je tends l'oreille et scrute le silence. Seuls mes pleurs étouffés le troublent.

Tout est calme. Trop calme ? Non, tout est normal. Je peux dormir en paix. À peu près. À plusieurs reprises, je me fais violence pour rester couchée ; j'ai tellement envie d'aller m'assurer que tout va bien. Mais je résiste. Le jour se lève enfin. Je m'étire triomphante. J'ai réussi !

ON MARCHE SUR DES ŒUFS, OU PRESQUE. En entrant dans la chambre de Thaïs aujourd'hui, il faut faire attention où l'on met les pieds : les cloches sont passées par là avant de regagner le sommet des églises. Pâques se fête en grande pompe chez nous. Un peu plus d'ailleurs cette année que les précédentes. Gaspard voulait faire la traditionnelle chasse aux œufs au grand air, dans le jardin le plus proche. Nous lui avons rappelé que Thaïs ne pourrait pas venir avec nous si nous sortions. Il a alors demandé que nous allions tous dans le salon, comme à Noël. Il a fallu lui expliquer que c'était compliqué pour

Thaïs, qu'il valait mieux organiser la fête autour d'elle dans sa chambre. Il s'est laissé convaincre par égard pour sa sœur cadette. Et parce que nous lui avons promis qu'en contrepartie il aurait le droit de cacher quelques œufs, privilège traditionnellement réservé à son père.

Gaspard n'a pas lésiné sur les moyens : une allée de petits lapins en chocolat nous guide jusqu'au lit de Thaïs. Là, c'est un festival digne d'un poulailler en délire. Thaïs couve une myriade d'œufs tous plus colorés les uns que les autres. Ils courent le long de ses jambes, suivent le mouvement de ses bras, se nichent au creux de ses mains, forment une couronne autour de sa tête. Le tableau est magnifique ! Thaïs sourit, enchantée de cette invasion. Non loin d'elle, une armée de poules monte la garde autour des machines. L'une d'elles, l'effrontée, s'est approchée trop près de l'appareil à oxygène et commence à fondre doucement.

Gaspard est aux anges. Il réalise avec un air réjoui que lui seul pourra savourer le précieux butin. C'est compter sans Azylis qui, en toute discrétion, entame un lapin doré sans prendre la peine d'enlever le papier qui le recouvre. Deviendrait-elle gourmande ? Voilà une excellente nouvelle.

L'ambiance est joyeuse. Chacun profite à sa façon de ce moment de grâce. À l'issue de cette délicieuse journée, j'apprécie un peu plus encore la gaieté du tintement des cloches de Pâques. Autant que j'appréhende le glas qui retentira bientôt dans notre maison.

« **N** ON ! » C'EST SON PREMIER MOT. Après « papa » bien sûr, mais avant « maman » tout de même. Elle aurait pu dire « dodo », « doudou », « gâteau » ou autre chose. Comme tous les bébés. Mais Azylis n'est décidément pas comme les autres.

Au fil des jours, au contact avec le monde, elle révèle sa personnalité. Et quelle personnalité ! Azylis a un caractère trempé dans un mélange détonant, un savant alliage de détermination et de bonne humeur. Elle sait ce qu'elle veut. Toujours. Et ce qu'elle ne veut pas. Et quand elle ne veut pas quelque chose, rien ne peut la faire changer d'avis. Elle garde le sourire, mais elle ne cède pas. Jamais. Aussi, personne ne s'étonne vraiment d'entendre retentir ce « non » radical. Pas un non timide, un non claquant. La fermeté de ses décisions n'échappe à personne. Les infirmières de l'HAD la surnomment « Mademoiselle Non-Non ». Car elle redouble souvent son interjection. Pour être sûre que l'on comprenne bien.

Portée par cette volonté et cette joie de vivre, Azylis avance dans la vie. Ou plutôt elle gambade. À la voir aller ainsi, rien ne peut laisser penser qu'elle a rencontré tant d'épreuves depuis sa naissance. Pourtant, ses dix premiers mois sont plus chargés que beaucoup d'existences entières. Mais elle semble avoir traversé les événements sans traumatisme. Un seul souvenir lui est pénible : les masques. Dès qu'elle revoit une personne masquée, elle est terrifiée. C'est l'unique mauvaise réminiscence, semble-t-il. Elle ne garde même plus de traces physiques de ces mois d'hôpital. Les traits de son visage, autrefois boursouflés à cause des médicaments, ont retrouvé leur finesse ; ses cheveux ras ont repoussé, formant aux extrémités d'adorables boucles claires et souples ; son teint a pris quelques couleurs épicées et laissent espérer un hâle plus prononcé hérité de son papa. Et les kilos chèrement acquis ont apporté à ses joues une rondeur délicieuse.

À la maison, Azylis a su trouver sa place. Elle participe à tous les événements du quotidien. Elle ne manque pas une visite. Elle attend les livreurs, guette le kiné et les infirmières. Dès que quelqu'un sonne à la porte d'entrée, elle se précipite à quatre pattes à toute vitesse. Une fois le visiteur identifié, elle le devance jusqu'à la chambre de Thaïs. Là, elle tend les bras pour qu'on l'installe à la bonne hauteur, à proximité de sa sœur. Et elle ne bouge plus. Elle monte la garde. Pour s'assurer que tout se passe dans l'ordre habituel.

Azylis connaît par cœur les gestes de chacun envers Thaïs. Elle les observe sans en perdre une miette et les imite à la perfection. Elle soulève le coin du drap pour vérifier le capteur de la saturation positionné sur le gros orteil. Elle inspecte d'un air professionnel le bouton de gastrostomie et le branchement de l'alimentation. Elle contrôle la position des tuyaux d'oxygène.

À certains moments, je sens qu'Azylis agit par simple mimétisme, sans connaître ni analyser la portée de ces soins. À l'image d'une petite fille qui imite sa maman en donnant le biberon ou en faisant mine de changer la couche de sa poupée. Mais à d'autres moments, elle sait que son geste apaisera Thaïs. Quand elle lui serre la main pour lui éviter de trembler trop fort. Quand elle lui essuie la bouche avec un bavoir. Quand elle colle sa joue contre la sienne en enfouissant ses doigts dans les cheveux de sa sœur. Durant ces instants précieux, Azylis n'est que douceur. Ensuite, elle retrouve son énergie débordante et repart vivre sa vie. Heureuse, toujours heureuse.

J'AIME LA ROUTINE. Je n'aurais jamais imaginé dire cela un an auparavant. Je redoutais jusque-là le traintrain. J'en traquais les moindres prémices pour les combattre sans attendre, de peur qu'ils ne s'installent. Je m'appliquais à provoquer une arythmie dans notre vie. La routine, on a si souvent affirmé qu'elle était l'ennemi juré des couples. Je ne le pense plus. Aujourd'hui, j'apprécie le ronron de notre quotidien. Il prouve que tout va bien. Profitons-en. L'équilibre est fragile, l'accalmie précaire. Pour l'instant, aucun contretemps majeur ni aucune crainte vitale ne vient rompre cette tranquillité. Nous savourons donc cette période bénie sans heurts ni troubles.

Les grandes lignes de notre emploi du temps sont bien rodées. Thérèse est infaillible. C'est une chance, car en un peu plus de six mois elle est devenue indispensable. L'HAD est parfaitement en place. Les infirmières, quatre en particulier, connaissent la prise en charge de Thaïs sur le bout des doigts. Le ravitaillement en bonbonnes d'oxygène, produits d'alimentation et autre matériel médical est régulier. Les bonnes volontés familiales ou amicales ne faiblissent pas ; elles nous soulagent fréquemment en veillant sur Thaïs à notre place. Le kinésithérapeute vient tous les jours aider Thaïs à mieux respirer ; et depuis quelque temps, deux fois par semaine, Azylis a droit elle aussi à une séance à domicile, pour l'aider à rattraper le petit retard moteur qu'elle a accumulé pendant ses mois d'isolement.

Les résultats des derniers examens trimestriels d'Azylis sont toujours encourageants. Comme le dit si bien son frère, elle continue à avoir de bonnes notes ! Avec toutefois un fléchissement des vitesses de conduction nerveuse, mais si léger qu'il n'y a pas lieu de s'inquiéter. Enfin, j'espère...

Gaspard poursuit son bonhomme de chemin, sans aucun souci. Son équilibre nous étonne. Il est heureux à l'école, en famille, au rugby, dans la vie. Il ne tarit pas d'éloges sur ses sœurs qui, à ses yeux, sont les plus jolies filles du monde... et les seules dignes d'intérêt d'ailleurs.

Thaïs se maintient bon an, mal an. Ses jours se suivent et se ressemblent, perturbés parfois par un accès de fièvre, une respiration anormale ou un rythme cardiaque désordonné. Mais chaque fois, la crise se calme d'elle-même. Et la vie reprend son cours.

Loïc s'épanouit professionnellement ; il va même de l'avant et nourrit de nouvelles ambitions. C'est le signe positif d'une confiance retrouvée en l'avenir. Quant à moi, je parviens petit à petit à créer un équilibre à la maison, avec un peu de paix et d'espérance.

Oui, la routine, c'est bien.

I L EST DES SENS QUI NE TROMPENT PAS. Ceux d'une maman sont infaillibles quand son enfant s'en va. Je n'ai pas attendu le diagnostic de l'infirmière pour comprendre la gravité extrême de la situation. Je n'ai pas eu besoin des alarmes pour percevoir l'imminence de l'adieu. En ce dimanche ensoleillé de printemps, Thaïs vit ses derniers instants.

La journée de la veille, douce et légère, semble soudain lointaine. Hier, Thaïs s'était réveillée le teint frais et la respiration paisible. Tout s'annonçait pour le mieux. Si bien que nous avons osé. Nous avons pris la poudre d'escampette quelques heures, pour une occasion bien spéciale. Gaspard, Loïc et moi avons revêtu nos plus belles tenues, et sommes partis festoyer au mariage de Nicolas, le parrain de Gaspard. Sans les filles. Sans un regret ni une inquiétude ; elles étaient sous bonne garde à la maison avec leurs grands-parents heureux de ce tête-à-tête.

La journée s'est déroulée à merveille. Nous n'étions pas très loin, prêts à revenir à la première alerte. Nous avons téléphoné bien sûr pour prendre des nouvelles, deux ou trois fois, peut-être plus. Au bout du fil, la réponse était chaque fois la même, rassurante : « Rien à signaler, tout va bien, profitez-en. »

Les occasions comme celle-là sont rares ; elles sont d'autant plus appréciables. Aussi, nous avons fait honneur à la fête, tous les trois, jusqu'au bout de la nuit. Nous avons dormi à l'hôtel et nous avons prolongé l'escapade dans la matinée, le temps que Gaspard goûte toutes les confitures du petit déjeuner gargantuesque. Nous sommes rentrés avant midi, heureux de cette évasion festive. Et heureux de retrouver nos filles chéries.

En cet instant, l'émotion des retrouvailles pourrait suggérer une longue séparation. Nous embrassons Thaïs et Azylis comme si nous ne les avions pas vues depuis un temps infini. Oui, parfois vingt-quatre heures valent une éternité… Azylis nous accueille dans un concert de cris enjoués. L'enthousiasme de Thaïs est moins bruyant que celui de sa sœur, mais il est sensible toutefois. Nous avons bien fait de partir, tout s'est bien passé en notre absence. Et nous avons bien fait de revenir sans trop traîner, car peu après notre retour, l'orage s'abat sur nous sans qu'il gronde ni tonne.

Rien ne va plus. Le cœur de Thaïs ralentit à chaque battement. Sa respiration se perd en d'interminables apnées. Nous sommes suspendus aux silences de son souffle. Chaque inspiration peut être la dernière. L'infirmière ne peut prononcer un mot de plus. Elle secoue la tête en signe d'impuissance et s'éclipse sur la pointe des pieds, le cœur en larmes, pour préserver l'intimité de cet adieu.

Alors que les couleurs désertent le visage de ma fille adorée, toute paix me quitte, toute foi m'abandonne. Je m'étais préparée à cet instant fatidique, mais je ne suis pas prête. Comment peut-on l'être ? Mon esprit renâcle, se cabre et se rebelle.

Non, pas ça. Tout sauf ça.

Reste encore, ma princesse, ma Thaïs, ma toute belle! Je ne peux pas te laisser partir. Je n'ai pas le courage de t'accompagner, je n'ai pas la force de vivre sans toi. Je m'accroche à tes bras, à ton cou, à tout ton corps las pour te retenir. Encore un peu. Un tout petit peu.

Ne me quitte pas. Pas maintenant. Pas si tôt. Je veux te garder. Toujours. Te soigner, te veiller, te choyer, t'aimer. Je ne me lasse pas de toi, de tes silences si riches, de ton parfum d'enfant, de ta peau toute douce, de tes cheveux de miel, de tes mains entrouvertes; de toutes ces petites choses, ces sons, ces bruits, ces mouvements qui sont toi. Et que j'aime.

Je t'en supplie, ma petite fille. Résiste, bats-toi. Je ne suis rien sans toi. Tu es mon soleil, mon horizon, ma tendresse, ma force et ma faiblesse. Tu es mon roc et mon abîme. Mon amour.

Reste encore, juste aujourd'hui. Et demain. Et le jour d'après.

M'a-t-elle entendue? A-t-elle perçu les supplications désespérées de tout mon être déchiré? Je ne le saurai jamais. Toujours est-il que l'âme de Thaïs est revenue sur ses pas, quelque part entre la Terre et le Ciel, pour investir à nouveau ce corps usé dont elle se détachait.

Contre toute attente, Thaïs reprend vie petit à petit. Un battement après l'autre, une respiration après l'autre, elle gravit le chemin en sens inverse, à pas hésitants. En équilibre sur le fil ténu d'un funambule. Je ne relâche pas mon étreinte ni ma prière. Loin de là. À mesure que l'espoir chasse le gris cendré de ses joues, j'intensifie ma requête.

Il faudra plusieurs heures éprouvantes avant de conclure que Thaïs est hors de danger. L'infirmière et le médecin arrivé sur ces entrefaites soupirent de soulagement avec nous. Ils savent que l'alerte était bel et bien réelle. Mais les secrets de la vie et de la mort dépassent souvent l'homme et sa science immense. Personne, aucun médecin compétent, aucun professionnel averti, aucun parent vigilant, personne ne peut prédire ni le jour ni l'heure. C'est peut-être mieux ainsi d'ailleurs…

L'épreuve de cette mort imminente, de cette souffrance insondable et de ce vide abyssal ressenti au creux de mon ventre de mère aurait pu m'anéantir; elle va me rendre plus forte. Et me libérer d'un poids. Finies, les bonnes résolutions d'héroïsme, de stoïcisme, de bravoure! Je ne me prépare plus à l'adieu de Thaïs. C'est peine perdue, je le sais désormais. Et ce n'est pas ça qui compte. Peu importe la manière dont je réagirai le jour où elle nous quittera. Je serai là, comme je suis en vérité, juste une maman avec toute sa peine, toutes ses craintes, toutes ses larmes, toutes ses faiblesses, mais aussi tout son amour.

Loïc sera là aussi, je le sais. Il ne désertera jamais. Malgré les épreuves. Comme cet après-midi. Quand le cœur se tord de douleur, une solitude désespérante s'installe. Car il est impossible alors d'imaginer que quelqu'un d'autre puisse souffrir autant. Même celui qui pleure à nos côtés. À l'instant où Thaïs agonisait, Loïc et moi avons ressenti une divergence, chacun isolé dans sa douleur. Lui le père, incapable de protéger son enfant; moi la mère, incapable de retenir la vie. Une simple fêlure s'est dessinée entre nous, une fêlure qui serait devenue un précipice infranchissable si l'on n'y avait pas pris garde. Il ne suffit pas de se blottir l'un contre l'autre pour se rapprocher. Il faut, au cœur même de la souffrance, trouver la force de sécher les larmes de l'autre. De se tourner vers lui, pour comprendre sa manière de vivre la douleur. Nous avons décelé cette brèche désastreuse; et nous l'avons colmatée. En nous aimant, en nous parlant, en nous écoutant. En compatissant.

À partir de là, plus amoureux que jamais, nous allons faire un pas de plus. D'avoir cru perdre à jamais Thaïs nous donne un éclairage nouveau sur notre avenir. Nous avons vu sa vie déserter ; nous allons maintenant savourer chaque instant avec elle, comme un sursis béni, un cadeau inestimable. J'avoue que jusqu'à présent, tous les soirs, à la tombée de la nuit, je ne pouvais m'empêcher de penser : «Il nous reste un jour de moins avec elle.» Maintenant, quand viendra l'obscurité, je veux pouvoir me dire : «Aujourd'hui nous avons vécu une journée de plus avec elle.» C'est juste une question de perspective, mais qui change tout. Nous allons profiter de Thaïs. Jusqu'au dernier moment. Ensuite, nous aurons tout le reste de notre vie pour apprivoiser son absence.

LA FLAMME VACILLE, FAIBLIT, HÉSITE, puis s'éteint avec un petit panache de fumée noire. Le visage concentré, Azylis vient de souffler sa première bougie, toute seule comme une grande. Une belle bougie rose plantée toute droite au milieu d'un énorme gâteau. Azylis jubile sous nos applaudissements. Son sourire respire le bonheur et la fierté. Le nôtre aussi. Un an. Elle a déjà un an.

Cette première année de vie peut se résumer ainsi : une greffe de moelle osseuse, deux groupes sanguins, trois mois sous bulle, quatre hospitalisations (par mois), cinq hôpitaux, six mois cloîtrée, sept pauvres petits kilos, huit jours de chimiothérapie, neuf séances de kiné (par mois), dix minutes pour avaler une bouchée, onze IRM, scanners et ponctions lombaires cumulés, douze mois d'épreuves…

Ou plutôt comme ça : un sourire, deux grands yeux malicieux, trois petites dents, quatre pattes qui courent à toute vitesse, cinq sens bien éveillés, six centimètres de cheveux, sept bons kilos, huit secondes debout sans se tenir, neuf mois avec nous à la maison, dix doigts agiles, onze heures de sommeil paisible (par nuit), douze mois de bonheur!

Bon anniversaire, ma belle Azylis!

LES DERNIERS JOURS DE JUIN annoncent la fin de l'année scolaire. Gaspard remise son sac d'écolier, range ses cahiers, ses trousses et ses livres. Et soupire de satisfaction : « Enfin les vacances! » Je n'éprouve pas le même soulagement. L'approche de ces deux mois d'été me plonge dans la perplexité. Que vont faire Gaspard et Azylis pendant tout ce temps? Ils vont vite tourner comme des lions en cage dans l'appartement. Et nous? Nous avons également besoin de changer d'horizon. Mais à ce jour, nous n'avons rien prévu. J'aurais dû m'en préoccuper plus tôt, mais j'ai chaque fois reporté la chose, faute de solution satisfaisante et de courage. L'état de Thaïs nous rive à Paris. Je pourrais envoyer Gaspard et Azylis chez leurs grands-parents, mais je n'ai pas très envie de me séparer d'eux. Alors que faire pour prendre l'air?

Un projet se dessine, un peu fou. De très bons amis nous invitent à passer une semaine en Sardaigne en juillet. L'invitation est tentante, mais ce projet me semble peu réalisable. D'autant que Thérèse sera en vacances à cette période. Qui veillera sur Thaïs? Non vraiment, c'est inenvisageable. Loïc ne l'entend pas de cette façon et décrète que rien n'est impossible. En soi, il n'a pas tort ; c'est possible, mais difficile à mettre en place. D'un point de vue pratique tout d'abord. Il faudrait trouver des volontaires pour rester auprès de Thaïs en notre absence. Nous tâtons le terrain parmi notre entourage. Notre proposition remporte un succès inattendu. Tous ceux que nous sollicitons répondent positivement.

Non sans poser quelques conditions : ils veulent une liste exhaustive des consignes, des soins, des habitudes et des spécificités de Thaïs. Loïc propose de se charger de la formation. Avec tout le professionnalisme qui le caractérise, il rédige des instructions précises, écrit des modes d'emploi, prépare des tableaux et établit une « feuille de route » quotidienne.

Les aspects pratiques réglés, il reste toutefois un détail, et pas des moindres : nous convaincre mutuellement. Nous sommes assurés des bienfaits de ce projet bien sûr, mais c'est si douloureux de quitter Thaïs... Une douleur psychologique et physique. Comme une amputation.

QUELLE IDÉE, mais quelle idée avons-nous eue de partir comme ça, si loin ? Sans elle ! Quelle inconscience !

À l'autre bout de la salle d'attente, le nez contre la paroi vitrée, Gaspard sautille de joie : « Maman, regarde cet avion, là. Il est énorme ! Maman, mais regarde ! » Je ne décolle pas de mon fauteuil en plastique moulé. Engluée dans mon chagrin, l'estomac vrillé. Je suis au supplice sans Thaïs. La savoir là-bas, dans sa chambre, endormie sur son lit, toute belle, et ne pas y être aussi. Ma place est auprès d'elle et non sous le soleil d'Italie. Je n'ai pas le droit de partir comme ça et de l'abandonner. Et si elle mourait pendant notre absence ? Oh, mon Dieu, mais quelle idée avons-nous eue ?

Il n'est peut-être pas trop tard pour tout annuler, faire demi-tour et la rejoindre, vite. Je jette un coup d'œil du côté de la vitre, où Gaspard et Azylis contemplent le ballet des avions. Ils ont l'air si heureux...

Loïc tourne la tête dans ma direction et me fait un signe de la main. En voyant ma mine défaite, il vient vers moi. Il connaît ma peine. Lui aussi la ressent. « Courage. Nous avons fait le bon choix. Nous n'allons pas rester là, tous, dans l'appartement, tout l'été, à tourner en rond. Nous devons faire des projets familiaux et les mener à bien. Je suis sûr que Thaïs veut ça pour nous. Et pour elle. Elle veut que nous restions bien vivants. Alors, profitons de ces vacances. Vivons-les pleinement, sans regret et sans remords. »

Quelqu'un a dit que la vie était une succession de séparations. Depuis la naissance, jusqu'à la mort. Des séparations physiques, d'autres psychologiques. Des séparations temporaires, d'autres définitives. Des séparations en demi-teintes, d'autres radicales. Des séparations douces, d'autres violentes. Des éloignements, des émancipations. Des arrachements, des déchirements.

L'apprentissage de la vie passe invariablement par la conquête de l'autonomie. Pour qui est-ce le plus difficile à accepter, pour les enfants ou pour les parents ? Je souffre d'être séparée de Thaïs, même un court instant. J'ai réussi à lâcher prise un peu, en éteignant le moniteur une nuit, puis une autre. C'est encore douloureux. Alors, franchir une partie de la Méditerranée sans ma princesse, c'est au-delà de mes forces de maman.

QUEL BONHEUR, mais quel bonheur d'être partis là-bas ! La Sardaigne sèche vite mes larmes. On ne pleure pas au paradis ! Le dépaysement est total dans ce lieu enchanteur. La maison est ravissante, blanche, fraîche, nichée dans un écrin de végétation fleurie. Avec vue sur la mer d'un bleu qui rivalise avec celui du ciel immaculé. Tout ici est une invitation à la *dolce vita*.

L'ambiance est chaleureuse et détendue. Gaspard retrouve Max, son grand copain ; ils ne se quittent pas d'une semelle. Azylis découvre avec enchantement les joies de la vie en société. Elle joue les princesses devant une cour d'enfants aux petits soins. Elle ne manque jamais de candidat pour la prendre, la faire jouer, lui donner son repas. Bref, elle est aux anges ! Nous, nous soufflons pour de bon. Ces amis-là sont un trésor, elle, lui et leur joyeuse smala. Ils nous bichonnent, nous entourent de douceur et de bonne humeur.

Ce séjour est une bénédiction. Car je dois l'admettre, nos batteries frôlaient le rouge. Nous n'aurions pas tenu longtemps sans cet intermède salvateur. L'énergie commençait à nous manquer, torpillée par le manque de sommeil et la tension constante. Ici, libérés des contraintes de la logistique quotidienne, nous rechargeons nos batteries. Et nous dormons vraiment, d'un sommeil lourd et réparateur. Sans sursaut, sans réveil intempestif et sans inquiétude nocturne. Nous sommes arrivés exténués, stressés. Prêts à toucher le fond. À l'issue de cette semaine italienne, nous repartons détendus, reposés, le cœur léger, le teint hâlé.

À Paris, les nouvelles sont bonnes. La relève ne faiblit pas. Les gardes se passent sans problème. Thaïs est en forme. Elle se fait chouchouter, dorloter, couver par ses anges gardiens. Parents, sœurs, cousins, chacun à tour de rôle passe deux jours aux côtés de Thaïs. Deux jours à profiter d'elle. Visiblement, ils n'échangeraient leur place pour rien au monde. Thaïs apprécie. Tout va bien pour elle. C'est même étonnant : il n'y a pas eu l'ombre d'un souci pendant nos sept jours d'absence, ce qui en temps normal n'arrive jamais.

Oui, c'était vraiment une bonne idée d'oser partir ! Une idée qui nous en donne d'autres. Nous envisageons maintenant de passer une semaine en Bretagne, peut-être, vers la fin du mois d'août. C'est bon signe si l'on commence à faire des projets, même petits. Nous nous émancipons de notre vision d'une vie au jour le jour pour nous aventurer un peu plus loin dans l'avenir. Et ça fait le plus grand bien. Tout comme ça fait le plus grand bien de retrouver Thaïs !

IL S'EST PASSÉ BIEN DES CHOSES EN NOTRE ABSENCE... Les infirmières et nos parents ont fomenté une véritable révolution.

Nous flairons vite que quelque chose se trame. Le lendemain de notre retour, l'infirmière nous questionne sur notre séjour en Sardaigne. Elle nous interroge sur les bienfaits de ce changement d'air, nous demande si nous aimerions recommencer. Le sourire de maman en dit long.

Ils ont tout prévu. Il ne manque que notre accord. Si nous le souhaitons, l'HAD a tout organisé, avec la complicité de mes parents, pour que nous passions le mois d'août chez eux, au sud de Châteauroux. Et quand je dis nous, je parle de nous cinq. Cette fois-ci, Thaïs serait du voyage. Quelle belle surprise ! C'était inespéré. Jamais dans nos songes les plus fous nous n'aurions imaginé partir avec Thaïs. Parfois la réalité dépasse les rêves... Heureusement !

« Ne vous occupez de rien, tout est prêt. Les dispositions sont prises : le loueur de matériel est déjà prévenu, le médecin de famille a accepté de se charger du suivi médical, une équipe de soins palliatifs va prendre notre relais », nous assure l'infirmière.

Le départ est programmé pour le 1er août. D'ici là, nous n'avons qu'à préparer nos bagages et compter les jours. Pourtant, un grain de sable vient se glisser dans les rouages de notre organisation, menaçant de tout compromettre. La Sécurité sociale refuse de prendre en charge le transport de Thaïs en ambulance de chez nous jusqu'à chez mes parents ; elle considère qu'il s'agit là d'un voyage d'agrément. Son appréciation de la situation se discute, mais pas dans ces pages. Alors que faire ? Nous sommes obligés de conduire Thaïs en ambulance ; aucun autre moyen de transport n'est envisageable. Lorsque la compagnie d'ambulances nous communique le coût de ce transport médicalisé, nous sommes désespérés. Le montant aligne quatre chiffres, sans virgule. Cela n'a rien d'étonnant ; il couvre les frais kilométriques, la présence d'un chauffeur et d'un infirmier, le matériel médical, etc. Notre budget familial ne peut assumer une telle dépense. Pouvons-nous laisser un problème financier mettre en péril notre beau projet ? Nous devons trouver un moyen de rassembler les fonds nécessaires. Une solution nous sauve, *in extremis*. Une solution dissimulée derrière trois petites lettres bienfaitrices : ELA.

ELA, L'ASSOCIATION EUROPÉENNE CONTRE LES LEUCO-DYSTROPHIES. Une source de confort et de réconfort dans nos vies. ELA soutient les familles éprouvées comme nous par une maladie de la myéline. On peut dire en d'autres termes que l'association est spécialisée dans la haute montagne. Elle nous aide à gravir nos Everest quotidiens.

Très vite après avoir appris le diagnostic de Thaïs, nous avons pris contact avec elle. Un contact timide de notre part. Nous voulions juste établir le lien et nous faire connaître, sans vraiment oser pousser la porte. Pour nous, la démarche était difficile. Nous n'avions pas envie de rencontrer d'autres personnes touchées, d'autres parents souffrants. Nous avions peur de tout ce qui pourrait nous être dévoilé à travers eux ; de recevoir en pleine figure l'atroce réalité de la maladie. Nous pensions que nous devions nous préserver ; nous avons rapidement compris qu'il fallait partager. Qui mieux que des parents concernés peut comprendre l'épreuve ?

Entre nous, familles d'ELA, il y a un mélange de pudeur, de respect, de partage et de sincérité. Entre nous, les faux-semblants n'ont pas leur place ; nous employons les mots vrais, sans craindre de choquer ou d'être incompris. Entre nous, nous osons rire, plaisanter, pleurer. Entre nous, il n'y a jamais un regard gênant ou une question déplacée. Entre nous, la compassion prend tout son sens et la solidarité toute sa force. Entre nous, nous formons une seule et grande famille. Une famille meurtrie, amputée, mais une famille unie et soudée. Une belle famille.

ELA ne se limite pas à créer un trait d'union entre les parents. Au soutien moral, elle allie l'aide matérielle. La découverte d'une maladie comme la leucodystrophie génère une multitude de démarches administratives, souvent compliquées et toujours fastidieuses. Dans ce domaine là aussi, ELA est présente. Salariés et bénévoles connaissent les méandres administratifs ; ils savent anticiper les demandes, remplir les formulaires, aiguiller les dossiers. L'association est également consciente des difficultés financières que peuvent éprouver les familles. Aussi, elle ne se contente pas d'alléger le quotidien, elle s'emploie à l'améliorer. En permettant par exemple à une famille de partir en vacances avec sa petite fille. Les dernières vacances ensemble.

HUIT HEURES DIX. ILS SONT À L'HEURE ET MÊME UN PEU EN AVANCE. Heureusement, car nous avons usé notre résistance à attendre. Nous sommes prêts depuis l'aube, trop excités et trop stressés par l'actualité du jour : aujourd'hui, nous partons en vacances.

La porte d'entrée s'ouvre sur deux visages familiers : les ambulanciers présents ont déjà conduit Thaïs et Azylis à l'hôpital à plusieurs reprises. Je reconnais le chauffeur qui avait transporté en urgence Thaïs souffrante. Voilà qui me rassure. Je suis convaincue qu'ils prendront le plus grand soin de ma jolie princesse.

Le moment est délicat : il faut déplacer Thaïs pour la mener à l'ambulance. Or, elle ne supporte pas d'être bougée. Chaque mouvement est un supplice. Les ambulanciers ont prévu cette difficulté. Ils sont équipés d'une coque qui, une fois vidée d'air, épousera parfaitement le corps de Thaïs, et la maintiendra fermement. Loïc surveille avec inquiétude la manipulation en répétant de manière compulsive : « Doucement, faites attention à elle, doucement. » Thaïs se crispe et grimace ; elle ne se détend qu'une fois calée dans la coque. Les ambulanciers maîtrisent chacun de leurs gestes et avancent à pas lents jusqu'au véhicule. Avec tout autant de précautions, ils déposent Thaïs sur un brancard adapté. Le plus dur est fait, semble-t-il. Nous pouvons partir.

J'embarque à l'avant, aux côtés du chauffeur, tandis que son collègue infirmier s'installe auprès de Thaïs, branche les machines et surveille ses signes vitaux. Loïc nous ouvre la voie, avec Gaspard et Azylis, dans une voiture chargée à bloc. J'ai hâte que ce trajet se termine et que cette journée soit passée. À l'arrière, Thaïs gémit en une plainte sourde. Ses yeux grands ouverts roulent dans tous les sens. Elle est inquiète de quitter sa chambre et l'univers qu'elle connaît. Aussi attentionné qu'un chevalier servant, l'ambulancier lui serre la main et lui caresse doucement les cheveux en chantonnant une berceuse. Thaïs finit par s'endormir.

Les 270 kilomètres défilent, le voyage se déroule tranquillement. Notre destination se rapproche. Je me laisse aller à somnoler. Quand l'ambulance freine dans un crissement de pneus. Le chauffeur jure. Deux voitures devant nous, un véhicule a quitté la route en enchaînant une série de tonneaux avant de s'écraser sur l'accotement. Notre chauffeur se gare instantanément. Son collègue bondit hors de l'ambulance. En quelques enjambées, il gagne le lieu de l'accident et analyse d'un regard la situation : la femme au volant est très mal en point. Il crie au chauffeur de lui apporter les bonbonnes d'oxygène prévues pour Thaïs. Sans perdre son sang-froid, celui-ci attrape les bouteilles ainsi qu'une mallette de secours, et court le rejoindre.

Je passe à l'arrière pour m'asseoir à côté de Thaïs ; elle s'est réveillée et ne paraît pas savoir où elle est. Je perçois la panique dans ses yeux. Moi aussi, je suis apeurée. Je m'accroche à ses pupilles dilatées pour éviter de regarder au-dehors. De pesantes minutes s'écoulent. J'entends le Samu arriver en trombe, gyrophare allumé et sirènes hurlantes. L'un des ambulanciers vient à la rencontre des secours. Il décrit la situation avec des mots précis et professionnels, et énonce rapidement les soins qu'il a prodigués. Des soins vitaux : le garrot autour du bras sectionné, l'oxygénation, la respiration artificielle, le maintien du contact. Des gestes qui sauvent. Quelques instants plus tard, nos ambulanciers nous rejoignent fourbus, choqués. Un infirmier du Samu leur emboîte le pas.

« Merci pour votre intervention et bravo pour votre sang-froid. Sans vous, nous serions arrivés trop tard.

– Vous savez, on a juste fait ce qu'on devait. C'est surtout un heureux hasard qu'on se soit trouvés là, à ce moment précis, avec le matériel nécessaire. Je crois qu'on peut, d'une certaine façon, remercier la petite fille qui est dans l'ambulance. Sans elle, on n'aurait jamais été là. »

Le vrombissement d'un hélicoptère de secours couvre la réponse de l'infirmier. Les médecins et les renforts se pressent autour de la victime. Notre présence n'est plus utile. Il nous faut partir à présent, pour éviter à Thaïs l'inconfort d'un voyage prolongé. Nous reprenons notre route, sans un mot. Quelque chose a changé en l'espace de quelques minutes ; quelque chose qui nous soude en silence : une vie sauvée, parce que nous nous sommes trouvés au bon endroit au bon moment.

LES VALLETS. LA MAISON DE FAMILLE IDÉALE. Celle de mes parents, de mon enfance. Avec ses grandes tablées joyeuses et remuantes, sa salle de jeux colorée et désordonnée, son réfrigérateur débordant de victuailles, ses grandes flambées dans la cheminée, ses édredons douillets sur les lits toujours faits, ses cueillettes de mûres pour les confitures, ses séances de bronzette au bord de la piscine, ses balades en carriole attelée à l'ânesse Berthe, ses arbres à cabane, ses prés environnants vierges de tout voisinage, son accueil chaleureux toute l'année. Les Vallets, la maison que j'aime et que l'on surnomme tous « la maison du bonheur ».

Mes parents nous attendent sur le pas de la porte, impatients. Une ribambelle d'enfants est venue guetter notre arrivée au bout du chemin ; en apercevant l'ambulance, ils courent tous en direction de la maison en criant à tue-tête : «Les voilà, les voilà, ils arrivent ! » L'ambulance s'engage dans l'allée ombragée. J'aperçois la maison entre les feuillages. Et je pleure, de nervosité, de soulagement, de joie.

Mes parents ont transformé une pièce du rez-de-chaussée en chambre pour Thaïs. Une belle pièce lumineuse, calme et centrale à la fois. Pour qu'elle ne se sente pas à l'écart de la vie de famille. Tout le matériel médical est là, déjà opérationnel, disposé de la même manière qu'à Paris afin que Thaïs garde ses repères. La machine à oxygène à gauche du lit, l'appareil à nutrition à droite, à côté de la petite table pour entreposer les médicaments. Il ne manque aucun détail. Nous installons Thaïs avec mille précautions. Elle ne grimace même pas cette fois. Elle ouvre à peine un œil et se rendort aussitôt. Il faut dire que la journée a été riche en émotions. Tout le monde quitte la chambre sur la pointe des pieds. Je referme la porte et laisse échapper un soupir. Ouf, c'est fait. Elle est là, nous y sommes, pour un mois.

LE DÉBALLAGE DES VALISES ATTENDRA. Une demi-heure à peine après notre arrivée, deux infirmières toquent à la porte, les bras chargés de médicaments et de matériel. Elles se présentent avec un sourire avenant : Chantal et Odile. Elles viennent faire la connaissance de leur nouvelle petite patiente, puisque qu'elles vont s'occuper de Thaïs pendant notre séjour. « Tout comme l'HAD à Paris, enfin presque tout comme », précise Chantal. Toutes deux interviennent dans le cadre d'une équipe de soins palliatifs. Je devrais être contente de les voir arriver, mais ma gorge se noue alors qu'elles déposent leur chargement dans un coin de la chambre et qu'elles s'avancent ensemble vers Thaïs.

Les soins palliatifs... le terme me fait frissonner. Il résonne aussi tristement que le chant du cygne. Parce qu'il sous-entend de manière criante l'approche de la mort. Je sais que Thaïs va bientôt mourir, mais cette réalité me fait souffrir; et je rechigne à laisser une équipe de soins palliatifs intervenir auprès d'elle. Les infirmières connaissent cette réticence parentale. Aussi, elles nous expliquent leur démarche, en prenant leur temps, pour ne pas nous brusquer. Dans chaque phrase, elles emploient les mots «douceur», «confort», «plaisir», «bien-être». À aucun moment elles ne définissent le malade par sa maladie; elles ne parlent pas de «patient» mais de «personne». Leur approche se résume en une phrase: «Ajouter de la vie aux jours lorsqu'on ne peut ajouter de jours à la vie»… C'est bien la définition des soins palliatifs, non? Et c'est mon leitmotiv. Alors, en avant!

Chantal a raison de souligner la différence entre son intervention et celle de l'HAD. Odile et elle savent sortir des sentiers battus de la médecine classique pour adoucir la vie de Thaïs. Leur expérience est riche d'une multitude de gestes, de massages, d'astuces empiriques. Elles utilisent des pommades, des huiles essentielles, des onguents pour soulager leur petite patiente. Avec une directive: limiter le nombre de prises de médicaments et simplifier au maximum les traitements. Parce que les soins gagnent en efficacité s'ils sont faciles à dispenser. De même qu'elles n'hésitent pas à employer les grands moyens quand la situation le réclame. Comme à la mi-août, lorsque les douleurs neuropathiques de Thaïs franchissent un nouveau palier. Sous l'autorité du médecin, les deux infirmières installent sans attendre la pompe à morphine dont l'HAD n'avait pas voulu. De peur que l'utilisation ne soit trop complexe. Ou que la responsabilité ne soit trop lourde pour nous. Chantal et Odile ne reculent pas; elles savent d'expérience qu'à ce stade, la seule manière de soulager Thaïs est de lui apporter de la morphine en continu. Elles savent aussi que nous serons capables de gérer cet appareil, car nous poursuivons le même objectif.

Thérèse, venue nous retrouver aux Vallets, découvre tous ces changements ; elle adhère tout de suite à cette approche novatrice des soins. Elle n'a aucun mal à s'y mettre ; c'est déjà sa manière de faire, instinctivement, depuis près d'un an.

En rentrant à Paris, nous partagerons cette belle expérience avec les infirmières de l'hospitalisation à domicile. Elles enrichiront leur prise en charge des pratiques que nous avons découvertes au contact des soins palliatifs. Elles les appliqueront à Thaïs bien sûr, mais pas seulement. De nombreux petits malades en bénéficient encore.

C'EST FASCINANT. OÙ QUE THAÏS SOIT, elle aimante les enfants. À Paris, les amis de Gaspard viennent toujours lui rendre visite quand ils sont à la maison. Très naturellement. Il faut juste prendre le temps de leur expliquer les choses avant qu'ils ne la voient. L'un d'eux a toutefois confié au moment de rentrer dans la chambre que ça lui donnait un peu la chair de poule… Quoi de plus normal ? Mais une fois auprès d'elle, aucun enfant n'a de mouvement de recul, aucun n'est rebuté par son état. Au contraire. Ils se comportent avec un naturel incroyable. Ils n'hésitent pas à faire le tour des instruments médicaux, demandent comment fonctionne l'alimentation, posent des questions sur la maladie. Ils lui font des câlins, lui parlent, jouent avec elle. Beaucoup lui disent qu'elle a de la chance de ne pas aller à l'école. C'est beau l'innocence de l'enfance…

Aux Vallets, Thaïs est la mascotte. Petits et grands, ses cousins sont heureux de passer des vacances avec elle, d'apprendre à mieux la connaître et ne manquent jamais une occasion de le lui manifester. Nous n'avons pas fixé de consignes ni posé d'interdit quant au fonctionnement des visites. Nous leur avons signalé que la porte de Thaïs leur était toujours ouverte, sauf pendant les soins. C'est la seule restriction et ils la respectent, sans faute. Ainsi, en dehors du temps des soins, les enfants s'en donnent à cœur joie. Le matin avant de se ruer sur le petit déjeuner, ils vont dire bonjour à Thaïs chacun à son tour ; et le soir, ils passent toujours lui dire bonsoir. Dans la journée, ils viennent régulièrement lui faire une petite visite.

Le constat est universel : tous les enfants jouent, quelles que soient les circonstances. Cette force dépasse les difficultés, gomme les conflits, efface les différences. Les nombreux cousins de Thaïs ne dérogent pas à la règle. Et ils prennent soin d'impliquer Thaïs dans leurs jeux parce qu'ils sentent bien que, comme eux, elle aime jouer. La maladie n'y change rien. Un jour, la bande de cousins a organisé une fête dans la chambre de Thaïs, avec de la musique, mais pas trop fort, des petits gâteaux, des boissons gazeuses et une belle chorégraphie. Même nous, les parents, nous avons dansé, contaminés par leur joie et leur enthousiasme.

Les enfants ne se contentent pas de jouer avec Thaïs. Conscients de l'état de santé de leur cousine et de ce qui l'attend à brève échéance, ils veillent sur elle. Ils viennent sans arrêt s'assurer qu'elle va bien, qu'elle ne manque de rien. Au cours de ce mois d'août, deux jolies illustrations de cette attention impriment ma mémoire, avec beaucoup d'émotion.

« Qu'est-ce que tu fais là ? Il est très tard, tu devrais être au lit.

– Je lis une histoire à Thaïs, pour qu'elle s'endorme et qu'elle fasse de beaux rêves. C'est une histoire de princesse. »

Je souris, amusée et attendrie. Du haut de ses quatre ans fraîchement fêtés, Alex ne sait pas lire. Et il déteste les récits de princesse. Et pour compléter le tout, Thaïs dort déjà depuis des heures. Mais je ne lui dis rien de tout cela. Surtout pas. Je réponds le plus sérieusement possible : « C'est très gentil de ta part ; c'est une bonne idée. Allez, finis ton livre et après, va vite te coucher. »

Alex reprend sa « lecture » à haute et intelligible voix, très concentré sur le fil de l'histoire.

Jean se tient au bord du lit, immobile comme un garde du palais de Buckingham ; il est armé d'une tapette à mouches en plastique jaune. Avant que j'aie posé la moindre question, il justifie sa présence : « Thaïs ne peut pas se défendre contre les insectes qui voudraient l'attaquer. Alors je monte la garde. Dès que j'en vois un qui s'approche, clac ! » m'explique-t-il d'un ton sérieux en abaissant sa tapette d'un coup sec et déterminé. « Si la mouche se pose sur Thaïs, je ne tape pas, évidemment. Je la chasse avec la main et une fois qu'elle s'est envolée, je la poursuis. »

Jean me décrit sa stratégie sans quitter des yeux un petit moustique qui vrombit au-dessus du lit, inconscient du danger qu'il court.

Merci, les enfants !

« IL T'A QUITTÉE QUAND ?

– Il y a un peu plus de deux mois.

– Deux mois, déjà ? Pourquoi est-il parti ?

– Une autre. »

Je raccroche, secouée par ce que je viens d'apprendre. Doublement secouée. Triste pour cette amie si chère, abandonnée par l'amour de sa vie. Triste parce qu'elle a attendu deux longs mois pour m'en parler. Avant, on se confiait tout, tout de suite. Maintenant, tout est différent…

Je l'ai eue au téléphone au cours des deux derniers mois. Plusieurs fois. Elle ne m'a jamais rien dit. Pas un mot, même pas une allusion. Son mutisme a dû lui demander beaucoup de maîtrise. Je l'imagine retenant ses larmes, déguisant le timbre de sa voix, s'accrochant au futile pour taire l'essentiel. Tant d'efforts…

Je sais ce qui a motivé son silence. Une gêne, toujours la même. « Je n'osais pas t'en parler. Ce n'est rien à côté de ce que tu vis. » Chaque fois, je ferme mes oreilles et mon esprit, pour ne pas entendre. Est-ce vraiment nécessaire de toujours comparer les malheurs ? De les hiérarchiser et les classer? C'est terrible ce sentiment d'infériorité dans l'épreuve. Si nous raisonnons comme cela, nous allons vite être relégués dans la catégorie des Intouchables. Ceux dont la souffrance flirte avec le haut de la pyramide. Inatteignables. Isolés. Désespérés.

La compassion ouvre les cœurs. Le mien finira rabougri, recroquevillé sur lui-même, s'il ne partage pas les peines de ceux que j'aime. Et leurs joies aussi, bien sûr. Ah, comme elle est difficile à gérer la culpabilité des gens heureux! Pourquoi les rires se taisent quand on approche? Pourquoi les sourires s'effacent, les visages pâlissent, les doigts se tordent? Pourtant, je ne porte pas mon malheur en bandoulière, collé à ma poitrine, bien visible de loin et de tous, comme l'écharpe tricolore d'une Miss un soir d'élection. Je ne l'expose ni ne l'impose.

Je voudrais me réjouir des bonnes nouvelles, même les plus anodines. J'aimerais tant que mes amis continuent à me détailler leurs histoires sentimentales, leurs choix de carrière, leurs dernières trouvailles vestimentaires. Cela m'intéresse toujours. Ça fait moins partie de mon quotidien, c'est vrai, mais ça reste le leur. Donc ça m'intéresse. Je suis convaincue que si l'on maintient le fil de ces discussions, si l'on arrive à parler de tout et de rien, alors on pourra aborder plus facilement les sujets épineux. Si je peux rire avec eux, ils pourront pleurer avec moi. Parce qu'on gardera un lien. Sinon, on s'éloignera. Jusqu'à ne plus se connaître.

Quand un jour quelqu'un de proche me demandera comment il doit se comporter avec nous, en tendant les mains vides devant lui, paumes vers le ciel, en signe d'impuissance, je lui répondrai sans hésiter: «Comme avant. Comme avec les autres. Normalement.»

Ce soir d'août, c'est la nuit des étoiles filantes. Le ciel est le théâtre d'un ballet féerique. Je lève les yeux et scrute le firmament. Je suis prête à passer la soirée allongée dans l'herbe sèche, sans ciller, dans l'espoir de voir passer une étoile agonisante. Parce que j'ai quelque chose à lui dire. À peine installée, j'en saisis une; je la retiens par l'extrémité de sa traîne dorée, une fraction de seconde, juste le temps de lui murmurer mon vœu: «Je veux rester Madame-tout-le-monde.»

U N PIED DEVANT L'AUTRE. Un peu hésitant. Un pas, puis deux. Pas très assurés. Azylis marche ! Pas tout à fait toute seule, la main accrochée au doigt de Loïc. Mais cette petite aide ne compte pas vraiment, elle sert juste à lui donner confiance. L'essentiel, c'est qu'elle avance debout sur ses jambes, même un peu chancelante. Oui, elle marche ! Elle semblait sur le point de se lancer depuis plusieurs jours, mais elle était encore incertaine. Aujourd'hui elle a osé. Elle ne quitte pas des yeux le canapé tout proche, destination finale de cette épopée aventureuse. Elle enchaîne les pas sans lâcher la main de son papa. Moi, je guette. Mon regard se concentre sur la pointe de ses chaussures, le cœur battant.

Est-ce que son pied tourne ? Je ne peux pas m'empêcher d'y penser. Et d'avoir peur. J'appréhende tant de percevoir un jour chez Azylis l'empreinte de la maladie, au détour d'un geste banal. Je redoute plus que tout au monde un tremblement de la main, un pivotement du talon. Un signe irrécusable du mal qui la touche. Malgré la volonté de garder confiance, mon anxiété grandit avec les mois qui passent. Car chaque jour nous rapproche de la période critique : celle où pourraient apparaître les symptômes visibles de la leucodystrophie.

Aussi, presque inconsciemment, je passe mon temps à disséquer les faits et gestes d'Azylis : je l'observe quand elle boit, quand elle mange, quand elle s'assied, quand elle se couche, quand elle marche, quand elle pleure. J'analyse d'une façon compulsive la manière dont elle franchit chaque étape de la vie, essayant de me rappeler comment faisait Gaspard. Et surtout comment faisait Thaïs…

Alors, est-ce que son pied tourne ? Je n'ai pas l'impression, à première vue. Non, je ne crois pas. À moins que je ne regarde pas assez attentivement. Pourtant j'ai les yeux qui piquent à force de fixer l'extrémité de sa chaussure. Je ne sais plus ce que je vois. Je n'ai même pas profité des premiers pas de ma petite fille. Je n'ai même pas salué sa prouesse. Je me suis laissé envahir par cette angoisse incontrôlable. Je m'assieds sur le canapé qu'elle vient d'atteindre avec superbe comme d'autres gravissent le mont Blanc, et je pleure. Des larmes de peur mêlées à des larmes de fierté. Je félicite Azylis en la serrant contre moi, un peu trop fort : « Bravo, ma chérie, tu marches ! » Oui, elle marche. Mais Thaïs aussi marchait. Et pourtant…

Nous n'avons pas vu le temps passer. C'est à cela que l'on reconnaît les bons moments. Le mois d'août a filé à toute allure. J'ai l'impression d'être arrivée hier et déjà il nous faut refaire les bagages, ranger la maison et reprendre la route en sens inverse. Les cousins se séparent en promettant de se retrouver bientôt. Les au revoir sont mouillés, personne n'aime la fin des vacances.

Les ambulanciers, toujours les mêmes, sont ponctuels. Le trajet du retour n'est pas chargé du stress de l'aller.

Quelques heures plus tard, l'ambulance nous dépose à bon port, sans incident. Nous sommes à nouveau chez nous. Et les habitudes reviennent vite.

Thaïs retrouve avec bonheur ses infirmières et son kiné chéris. Eux aussi sont heureux de la revoir après ce long mois de séparation. Malgré leur joie, je sens bien qu'ils constatent des changements chez leur patiente. Nous aussi, nous sommes conscients de l'altération de son état.

En août, nous n'avons pas eu de grosses frayeurs, comme à la Pentecôte ou à Noël dernier, mais une foule de petites angoisses. Quand, sans que l'on sache pourquoi, son rythme cardiaque s'accélère ou décroche, sa respiration s'interrompt, sa température s'envole. Chaque crise est dangereuse. Et Thaïs n'en sort jamais tout à fait indemne. Elle passe le plus clair de son temps à somnoler. Pas seulement à cause de la morphine, malheureusement. Cette léthargie s'apparente de plus en plus à une perte de conscience. La leucodystrophie imprime son empreinte en profondeur, jusque dans les connexions du cerveau de Thaïs.

Ces phases de coma léger me donnent une sensation singulière. Si Thaïs a l'air de dormir sereinement, on sent bien qu'il ne s'agit pas pour autant d'un sommeil classique. Dans ces moments, il émane d'elle une densité particulière. L'intensité de sa présence inconsciente est si forte qu'elle nous pousse à lui parler et à agir avec elle comme si elle était réveillée.

J'éprouve toujours un grand soulagement quand je vois Thaïs émerger de ses périodes de somnolence. Parce que j'ai toujours peur qu'elle n'en revienne pas. En décembre, les médecins avaient prédit l'imminence de sa mort. Malgré les présages, neuf mois plus tard, Thaïs est toujours là. Gaspard est même persuadé que sa sœur est immortelle.

Souvent, les enfants atteints de leucodystrophie meurent des suites d'un problème respiratoire ou d'une infection mal maîtrisée. Depuis Noël, Thaïs n'a pas eu ce genre de complication ; elle n'a pas attrapé le moindre virus ou le plus petit microbe. J'ai l'intime conviction que Thaïs va aller jusqu'au bout de la maladie. Et je pressens que cette toute fin approche à grands pas.

DEMAIN, C'EST LA RENTRÉE DES CLASSES. Gaspard a préparé ses affaires, trié ses crayons, classé ses cahiers, plié son tablier. Un sac d'écolier bouclé trône maintenant dans l'entrée, prêt pour le grand jour. Un seul sac d'écolier. Demain, Thaïs n'ira pas à l'école. Ni demain ni jamais.

Demain, tous les enfants de son âge prendront le chemin de la maternelle. Ils avanceront bravement, accompagnés de leurs parents fiers, émus, stressés. Demain, Thaïs vivra la même journée qu'aujourd'hui, et que le jour d'avant, et celui d'avant encore. Elle ne se lèvera pas, ne s'habillera pas, ne mettra pas son sac sur le dos, ne me serrera pas la main en entrant pour la première fois dans une salle de classe. Demain, il ne se passera rien de spécial pour elle. Elle suivra le défilé habituel de l'infirmière, du kiné, du livreur de gaz et de nutrition. Sa routine à elle.

Demain sur le trajet de l'école, Gaspard gardera la tête baissée. Triste que Thaïs ne fasse pas sa rentrée avec lui. Je l'entendrai marmonner, calculer à voix basse en quelle classe il sera quand Azylis entrera à l'école ; croiser les doigts pour qu'il soit encore à l'école primaire, avec elle. Je n'oserai pas lui dire qu'elle ne sera peut-être jamais apte à aller à l'école. Je me tairai parce que j'ignore tout de l'avenir d'Azylis. Je laisserai ses espoirs intacts.

Demain Gaspard pleurera dans mes bras, longuement, devant la porte de son nouvel établissement. Comme beaucoup d'autres élèves sans doute. Pas pour les mêmes raisons. Il pleurera, accablé d'être le seul de sa famille à suivre une scolarité. En le consolant, je mesurerai alors combien la normalité est parfois un fardeau lourd à porter, quand elle devient l'exception.

Demain, avant d'entrer dans l'école, les mâchoires crispées, Gaspard formulera une dernière requête : « Maman, est-ce que tu pourras expliquer à ma classe pour Thaïs ? Et pour Azylis aussi ? S'il te plaît. Je préfère que ce soit toi. C'est mieux. Les enfants te croiront. »

Demain, notre montagne ressemblera à l'Himalaya. En plus haut.

UNE PAGE SE TOURNE. Pas des moindres. Une grande page écrite en tremblant : celle de la greffe. Un an après l'intervention, c'est fini. L'immunité d'Azylis est complète, ses cellules sanguines sont abondantes. Tout est redevenu normal. Azylis n'a plus besoin d'aller à l'hôpital pour un suivi de greffe. Elle aura juste une prise de sang de temps en temps, et une visite de contrôle annuelle. Guère plus, en ce qui concerne la greffe en tout cas. Pour le suivi de la maladie, les choses restent inchangées. Azylis aura encore des examens tous les trois mois pour vérifier l'évolution de la situation. Ces rendez-vous-là, on ne sait pas quand ils s'arrêteront. S'ils s'arrêtent un jour.

Pour l'heure, la page de la greffe est tournée, définitivement. C'est fou, au fil des mois j'ai fini par oublier que cette période prendrait fin. Le transitoire avait pris racine dans notre vie. Je m'étais habituée au rythme des allers-retours à l'hôpital ; c'était devenu le cours ordinaire de notre existence. En tournant la page, je réalise que je n'ai aucun regret ni remords concernant cette période. Je n'ai même pas de mauvais souvenirs. Peut-être que la mémoire est sélective et ne conserve que le meilleur pour supporter le passé. Je garderai juste un sentiment de lassitude diffuse par moments, quelques impressions désagréables comme ma grande frayeur le jour de la greffe, ou notre angoisse au moment du GVH provoqué. Mais rien de grave. Pas de blessure. Pas de cicatrice.

Dans son sillage, cette page en entraîne une autre qui suit le même mouvement et se ferme à son tour. Une page que je n'aimais vraiment pas. Celle qui concerne les médicaments d'Azylis. Pendant des mois, nous avons peiné quotidiennement pour lui faire avaler d'infâmes cachets et des sirops détestables. Tous les jours, nous avons lutté contre ses haut-le-cœur, nous avons ignoré ses pleurs, en nous répétant que c'était pour son bien. Chaque fois, je me suis demandé en pestant : pourquoi ? Pourquoi les laboratoires pharmaceutiques ne fabriquent-ils pas de médicaments pratiques pour les enfants ?

Dès que l'on s'éloigne des classiques sirops aromatisés à la fraise utilisés contre la fièvre et les douleurs, la médication infantile devient un véritable casse-tête. Les médicaments n'ont ni un conditionnement ni un goût adaptés aux petits. Ils sont âcres, amers, râpeux, collants, granuleux, dégoûtants. Ils se présentent sous la forme de gélules ou de cachets impossibles à avaler pour les enfants. À chaque prise, il nous fallait ouvrir les gélules ou écraser les cachets, les dissoudre dans de l'eau et les faire boire à notre fille récalcitrante, en priant pour qu'elle ne recrache pas tout. Plusieurs fois, j'ai envié la gastrostomie de Thaïs qui facilite tant l'administration de tous ces médicaments.

Ces rituels contraignants sont maintenant derrière nous. Et j'en suis très heureuse. Pour nous, mais pour Azylis surtout. Sa vie ressemble de plus en plus à celle des petites filles de son âge.

ÇA M'ÉTONNE TOUJOURS. Chaque fois que quelqu'un entre dans la chambre de Thaïs et qu'elle ne dort pas, elle tourne la tête dans sa direction. Et quand le visiteur s'approche du lit, elle se positionne vers lui ostensiblement, quel que soit le côté où il se place. Comment sait-elle si précisément où nous sommes dans la pièce? C'est vraiment mystérieux.

Aujourd'hui encore, elle m'accueille en tendant le cou vers moi. Je viens tout près d'elle et commence à lui parler doucement en me penchant. Au même moment, elle détourne son visage dans la direction opposée, là où il n'y a personne. Je contourne alors le lit pour me replacer dans sa «ligne de mire». Elle se tourne à nouveau de l'autre côté. Mais que se passe-t-il? Est-elle fâchée? Elle n'a pas l'air contrariée pourtant. Je me déplace à nouveau; sa tête pivote en sens contraire.

Au bout de plusieurs tentatives infructueuses, je commence à m'inquiéter. Thaïs aurait-elle perdu cette boussole instinctive qui l'oriente toujours vers nous? Est-elle désormais privée de ce sixième sens qui lui permet de nous percevoir sans nous voir ni nous entendre? C'est alors que j'entends un petit ronronnement reconnaissable entre tous : Thaïs rit!

Tout s'éclaire. À travers son rire, je comprends qu'en réalité elle me fait une farce. Elle joue à cache-cache tout simplement. Ça a toujours été son jeu préféré; elle a donc trouvé un moyen de continuer à y jouer. L'imagination d'un enfant n'a pas de limites. Un peu comme les tout-petits qui ont l'impression de disparaître quand ils se cachent derrière leurs mains, Thaïs se croit invisible juste en tournant la tête de l'autre côté.

Je bénis cet instant magique où une petite fille fait un pied de nez magistral à la maladie. Rien ne l'empêchera de jouer. Comme le garçon avec son train électrique.

Gagnée par son irrésistible candeur, j'entre corps et âme dans son jeu en feignant de ne pas la trouver. Je la cherche frénétiquement à grand renfort de gestes et de bruits. Comme si je ne la voyais pas. Elle qui occupe le centre de la pièce. Et le cœur de ma vie.

L E CHEVALET EST INSTALLÉ, les pinceaux sont préparés, la palette est garnie. Bertrand le talentueux s'exécute. Peindre Thaïs, c'est son idée. L'immortaliser telle qu'elle est aujourd'hui, belle, si belle.

Le don, l'expérience et la technique de notre ami Bertrand pourraient le préserver de l'angoisse de la toile blanche. Pourtant, il hésite longuement avant de poser la première touche de couleur. Il sait tout ce que ce portrait représentera pour nous plus tard, quand Thaïs ne sera plus là. Les photos sont parfois crues parce qu'elles ne cachent rien de la réalité. La peinture est plus délicate. Elle peut effacer les tuyaux disgracieux, gommer les machines imposantes, pour ne garder que l'essentiel : une jolie petite fille endormie sur son lit.

Seul avec elle, il s'imprègne de la pièce, des objets fétiches de Thaïs, de son univers, de tout ce qui la décrit et la représente si bien. Puis, poussé par une émotion créatrice, il s'exécute avec application. Thaïs n'est pas un sujet difficile à peindre. Elle n'a pas d'impatience, ne fait pas de caprice et n'est pas sujette aux crampes. Elle garde la pose sans souci. En fait, elle ne bouge pas d'un iota, car elle dort profondément. De ce genre de sommeil si fréquent désormais, qui flirte avec l'inconscience.

Quelques heures plus tard, l'artiste apporte les dernières touches au tableau. Là, comme si elle avait senti l'imminence du départ de son visiteur, Thaïs se réveille. Elle entrouvre à peine un œil, mais cela suffit à dévoiler une petite lueur. Sans quitter son modèle des yeux, Bertrand reprend ses pinceaux. En deux ou trois mouvements experts, il transforme son œuvre. Dans l'interstice des paupières, il pose un point noir et brillant. Il étire la commissure des lèvres qu'il teinte d'un rouge plus soutenu. Ces seuls détails dévoilent le sourire de Thaïs et illuminent le tableau.

Ah, le sourire de Thaïs ! Il rendrait pâle de jalousie Mona Lisa. Inimitable sourire, doux mélange d'innocence et de maturité, de joie et de gravité. Un sourire jamais feint qui vient de loin, du fond de sa belle âme. Il s'insinue dans le pétillement de ses yeux sous l'ombre de ses longs cils, dans le mouvement discret de sa bouche. Ça n'est pas un sourire à pleines dents ; Thaïs ne peut pas, ses traits ne sont pas assez mobiles pour cela. Non, c'est un sourire à plein cœur.

Jamais un cadeau n'a eu autant de valeur à nos yeux que ce joli tableau. Bertrand ne s'est pas contenté de fixer le visage de Thaïs sur une toile. Sous le vernis encore luisant, il a capturé pour toujours sa personnalité, son essence, son esprit, sa vie. Et son sourire.

TROIS ANS TROIS QUARTS. Aujourd'hui, Thaïs a tout juste trois ans trois quarts. C'est petit, si petit que l'on compte encore les quarts. Chez elle, l'année écoulée, si dense, si intense, devrait valoir le double. Elle touche du doigt ses quatre ans. Plus que trois mois. Ou plutôt, encore trois mois! Aura-t-elle la force d'arriver jusque-là? Son anniversaire ressemble à un mirage dans le désert, qui s'éloigne à mesure que l'on s'en approche. Les jours qui nous séparent de cette date s'égrènent trop lentement. Je m'accroche. Parce que je voudrais lui souhaiter cet anniversaire. Celui-là plus que tout autre. L'année qui s'annonce est bissextile, avec un précieux 29 février. Ce jour-là, elle aura quatre ans, indiscutablement.

Depuis sa naissance, Thaïs n'a connu qu'un anniversaire normal : à un an. Nous l'avons fêté avec bonheur et insouciance. Nous ne savions pas... Le jour de ses deux ans restera gravé en nous comme l'un des plus noirs de notre vie. Pour ses trois ans, nous avons un peu profité de la situation. Quand une personne naît le 29 février, on peut décider si son anniversaire se fêtera le 28 février ou le 1er mars. Au début de la vie de Thaïs, nous avions opté pour le 1er mars ; ça nous paraissait logique de toujours lui fêter le lendemain du 28 février. Bref, l'année de ses trois ans, nous avons fait une entorse à la règle ; nous l'avons célébré le 28 février et le 1er mars. Deux journées heureuses au lieu d'une. Une manière de nous consoler. Comme elle ne vivra pas longtemps, nous redoublons son anniversaire, sans pour autant la vieillir plus vite.

Cette année, tout est différent : le calendrier compte un 29 février. Je me cramponne à cette date, priant pour que Thaïs soit toujours avec nous ce jour-là.

Plusieurs mamans endeuillées m'ont confié que l'anniversaire de la naissance de leur enfant était plus difficile à vivre que celui de sa mort. Je partage leur sentiment. Chaque année, les souvenirs de cette journée affluent à nouveau, inaltérés. On se remémore la douce allégresse, l'émotion infinie. La promesse d'une vie que l'on serre contre soi. Tous les projets, les espoirs, l'avenir que contient son tout-petit.

Je me rappelle avec une lucidité douloureuse le bonheur immense que j'ai ressenti le jour où Thaïs est venue au monde. En découvrant que c'était une petite fille, j'ai explosé de joie. Une petite fille, une princesse… J'en rêvais. Pendant que la sage-femme lui prodiguait les premiers soins, j'ai imaginé en souriant aux anges tout ce que j'allais vivre avec elle. Je l'ai vue à cinq ans tournoyant dans ses jolies robes ; je l'ai vue à quinze ans s'appliquant pour se faire belle ; je l'ai vue à vingt ans, déjà femme. J'ai aimé tout ce que j'ai vu. J'ai projeté notre complicité mère-fille. Et je me suis sentie forte. Thaïs m'apportait un équilibre, une confiance dans la vie. Peut-être un peu naïve mais sincère. J'ai pensé que désormais, quoi qu'il arrive, j'avais une fille. Quoi qu'il arrive…

J'ai longtemps regretté que Thaïs soit née un 29 février. Aujourd'hui, je suis convaincue que c'est mieux ainsi. Je me dis que je ne revivrai le jour de sa naissance qu'un an sur quatre. Les autres années, je me réfugierai dans le flou du calendrier. Je me faufilerai entre le 28 février et le 1er mars, pour pleurer, à l'abri de tous.

LES RÉSULTATS N'ONT FAIT QUE CONFIRMER ce que nous savions déjà. Azylis décline. En deux mois, sa marche ne s'est pas améliorée. Elle n'a jamais lâché le doigt de son papa. Chaque valeureuse tentative pour se lancer seule s'est soldée par une chute. Cette stagnation déjà n'était pas bon signe. Jusqu'à ce que je le voie très nettement : son pied tourne désormais. Pas tout à fait de la même manière que pour Thaïs, mais il tourne. Et ralentit son pas. Sa main tremble. Pas tout le temps, par moments, quand elle lève une cuillère à sa bouche ou quand elle tend la main devant elle. L'évidence m'explose au visage : la maladie se développe chez Azylis.

La vérité est plus brutale encore quand je la lis dans le rapport médical. Les tests, ce mois-ci, ne cachent rien : les vitesses de conduction nerveuse ralentissent au niveau du nerf périphérique ; les facultés motrices se détériorent. L'évolution du mal n'est pas maîtrisée. Oui, c'est bien ça, Azylis régresse. Et moi je m'effondre.

Je n'ai plus de force, plus de voix, plus de lumière dans les yeux. Ce scénario me replonge cruellement un an et demi en arrière, quand nous avons entendu prononcer pour la première fois le nom de leucodystrophie métachromatique.

Le médecin n'est pas aussi défaitiste. Selon lui, les nouvelles sont mauvaises bien sûr, mais elles n'ont rien de catastrophique. La détérioration du nerf périphérique était prévisible, puisque la maladie a continué à progresser pendant toute l'année nécessaire pour que la greffe prenne. C'était une course serrée et sans doute injouable. Mais il n'y a pas que ces résultats-là. D'autres sont encourageants. Il me conjure de m'attacher aux choses positives : l'IRM d'Azylis est toujours parfaite ; on ne décèle pas de modification dans son cerveau. Et tous les tests psychomoteurs sont normaux. Ça n'aurait certainement pas été le cas sans la greffe. Elle a produit un effet bénéfique sur Azylis, c'est une certitude. Tout espoir n'est pas vain : l'atteinte des fonctions motrices peut se stabiliser, plus tard.

Ça m'est égal. Je n'y crois plus. Azylis ne guérira jamais. Du moins jamais complètement. Dans quelques semaines, quelques mois tout au plus, elle va perdre la marche, puis la station debout, puis la station assise, puis la parole. Puis tout le reste, puisque personne n'arrive à stopper cette foutue maladie.

Je ne ressens ni révolte ni colère. Juste une grande faiblesse, un immense découragement et une profonde lassitude. Bien sûr que je l'entends encore, cette phrase, toujours la même, cet inlassable « Si tu savais ». Mais je ne sais pas justement. Et je suis fatiguée de ces incertitudes.

QUELLE QUE SOIT LA NUIT, le jour se lève. Il me faudra du temps pour remonter la pente et reprendre espoir, mais j'y arriverai. Avec Loïc. Un pas après l'autre.

Nous n'avons pas appris hier, à la lecture des résultats des examens, qu'Azylis était malade, nous le savons depuis sa naissance. Depuis, nous nous sommes battus sans baisser les bras. Elle aussi, toute petite et toute fragile, a bataillé dur. Sans jamais renoncer. Une lutte engagée à sa manière, avec comme uniques armes son amour de la vie, son énergie débordante, sa gaieté. Et sa confiance. Elle sent bien elle aussi que sa situation se complique. Elle sait bien que son corps ne lui obéit plus tout à fait comme avant. Pourtant, elle ne fléchit pas. Ce matin comme hier, elle a repris ses armes et elle est repartie conquérir la vie. En nous entraînant avec elle.

Petite Azylis chérie, je n'ai aucune idée de ce que sera ton existence. Je ne sais pas si tu emprunteras le même chemin que Thaïs, si tu rejoindras celui de Gaspard, ou si tu en dessineras un rien que pour toi. Mais nous serons avec toi sur cette route, tous les jours. Et si tu ne marches pas, nous te porterons pour que tu avances plus loin encore.

Petite Azylis chérie, nous croyons en toi, nous avons confiance en toi. Nous ne t'abandonnerons pas. Ni aujourd'hui ni jamais. Dans ce combat que nous menons sans rien maîtriser, nous n'avons pas d'autre soutien à te proposer que notre amour. Notre amour inconditionnel.

Oui, petite Azylis chérie, c'est toi que j'aime, pas tes compétences ou tes aptitudes. C'est toi, pour ce que tu es. Pas pour ce que tu fais.

Pour toute la vie, petite Azylis chérie.

UNE NUIT. S'IL NE DEVAIT Y AVOIR QU'UNE NUIT, ce serait celle-là. Cette nuit de décembre, froide, sombre. Commencée comme toutes les autres, à la recherche d'un sommeil fuyant, à lutter contre des rêves tempétueux. Et pourtant, une nuit qui a changé ma vie. Définitivement.

Trois heures du matin. L'heure où les certitudes chancellent, happées par la profondeur soudain hostile de la nuit trop noire. Le jour passé semble loin. L'aurore future hésite encore à se lever. Je ne dors pas. Malgré des paupières lourdes. Mon esprit gamberge. Mon cœur s'emballe. Il faut que j'y aille. Comme tant de soirs.

Je me lève discrètement. Je traverse l'appartement endormi, en maudissant le vieux parquet qui craque sous les pas. Je ne veux réveiller personne. Je ne veux pas de témoin de mon escapade nocturne. J'entre dans la chambre de Thaïs. Je n'allume pas. Je n'en ai pas besoin. Les appareils ronronnent avec une régularité apaisante. La saturation marque un petit point rouge lumineux. Thaïs est allongée sur son lit, immobile, comme toujours. La tête tournée vers la porte, les yeux clos. Elle dort, paisiblement. J'avance une chaise pour m'installer près d'elle. Je prends sa main, ronde, chaude. Drapée dans le silence, je la contemple. Je ne bouge pas, je ne parle pas. Je reste là. La nuit s'étire en douceur.

Habitués à l'obscurité, mes yeux devinent la pièce : les machines et les capteurs, les doudous et les poupées, le drap brodé, les dessins d'enfant accrochés aux murs. Je parcours le monde de Thaïs avec émotion. Quand mon regard s'attarde sur elle, il croise le sien. Je la croyais endormie, mais ses yeux me fixent, grands ouverts. Leur intensité brutale m'est inconfortable. Thaïs ne voit plus ; son regard aveugle me transperce soudain. Et se fraie un chemin jusqu'à mon cœur.

Il me faut du courage pour soutenir ce regard. Et m'y abandonner. Le temps s'arrête. Je ne suis même pas sûre que mon cœur batte encore. Plus rien n'existe que ces yeux d'ébène. Là, dans le tréfonds d'une nuit d'hiver, les yeux rivés dans ceux de ma fille, sa main serrée dans la mienne, nos cœurs, nos esprits et nos âmes en communion, je comprends. Enfin.

Ça me fait l'effet d'une bombe aveuglante. Sans un mouvement et sans un mot, Thaïs me livre un secret, le plus beau, le plus convoité : l'Amour. Celui avec une majuscule.

Un jour, dans la salle de consultation d'un hôpital, j'avais promis à ma petite fille malade de lui transmettre tout ce que je savais de ce sentiment qui fait tourner le monde. Je m'y suis appliquée pendant un an et demi. Et durant tout ce temps, trop aspirée par l'ampleur de ma tâche, je n'ai pas vu. Je n'ai pas compris que c'était elle mon professeur d'amour. Pendant ces mois passés auprès d'elle, je n'ai pas compris parce que, en fait, à bien y réfléchir, je ne connais pas grand-chose à l'amour, le vrai.

Comment sait-elle ? Comment est-ce possible ? Thaïs est privée de tout. Elle ne bouge pas, elle ne parle pas, elle n'entend pas, elle ne chante pas, elle ne rit pas, elle ne voit pas. Elle ne pleure même pas. Mais elle aime. Elle ne fait que cela, de toutes ses forces. À travers ses blessures, ses infirmités, ses défaillances.

L'amour de Thaïs ne s'impose pas, il s'expose. Elle se présente à nous comme elle est, vulnérable et fragile. Sans carapace, sans armure, sans rempart. Sans peur. Bien sûr, ceux qui regardent ça de loin peuvent railler, mépriser, repousser cette fragilité. Mais ceux qui s'approchent, qui se penchent, qui cherchent à l'accompagner, ceux-là perçoivent comme moi que cette vulnérabilité n'appelle qu'une réponse : l'amour.

Près de deux ans auparavant, en apprenant l'étendue des dégâts que provoquerait sa maladie, je m'étais posé une question : « Que lui restera-t-il ? » L'amour. Il lui restera l'amour. Celui que l'on reçoit. Et celui que l'on donne aussi.

Oui, l'amour a cette faculté unique d'inverser les courants, de transformer la faiblesse en force. Privée de ses sens et dépendante physiquement, Thaïs ne peut pas grand-chose sans une aide extérieure. Elle pourrait exiger beaucoup. Pourtant, elle n'attend de nous que ce que nous voulons bien lui offrir. Rien de plus.

On pense communément qu'une existence diminuée et meurtrie est difficilement acceptable. C'est sans doute vrai. Quand on n'a pas l'amour. Ce qui est insoutenable, c'est le vide d'amour. Quand on aime et que l'on est aimé en retour, on supporte tout. Même la douleur. Même la souffrance. La souffrance… Nous la connaissons si bien, cette convive importune de nos vies. Nous l'avons expérimentée sous toutes ses facettes. Toutes sauf une, peut-être. Celle qui pousse au désespoir. Qui annihile les meilleurs sentiments. Oui, je réalise en cette nuit troublante que je n'ai jamais souffert à cause de Thaïs. Jamais. J'ai souffert avec elle. Beaucoup. Beaucoup trop. Tout le temps. Mais toujours ensemble.

CE SOIR, J'OSE LE DIRE : la vie de Thaïs est un trésor. Un concentré d'amour qu'elle insuffle autour d'elle avec générosité. Combien de personnes sont venues lui rendre visite, par solidarité, par compassion, par affection, peu importe la raison, et sont reparties bouleversées, retournées ! Mais pas bouleversées comme on pourrait l'entendre face à un choc brutal. Pas anéanties. Pas traumatisées. Non. Bouleversées parce qu'elles ont perçu autre chose, au-delà de la douleur et de la faiblesse. Elles ont perçu une maladie bien plus contagieuse…

Je me rappelle cette infirmière de nuit à Marseille. Je ne l'avais pas entendue entrer dans la chambre de Thaïs. Elle est restée là un petit moment, s'affairant auprès de ma fille. Elle n'est pas sortie tout de suite, après. Elle s'est assise au bout de mon lit. Et m'a confié, la voix cassée : « Que se passe-t-il ici ? Il y a quelque chose de spécial dans cette chambre. Je ne sais pas ce que c'est, mais c'est particulier. On côtoie le pire et pourtant on se sent bien. On ressent plein de douceur. Et même du bonheur. Pardon si ça vous choque, mais je ne peux pas le garder pour moi. » Je n'avais pas saisi ce qu'elle voulait dire alors. Aujourd'hui, tout s'éclaire.

Sans renoncer à son regard pénétrant, je m'approche un peu plus près encore de Thaïs, jusqu'à ce que mon visage effleure le sien, et je lui murmure, les yeux dans les yeux : « Thaïs, merci. Pour tout. Pour ce que tu es. Tout ce que tu es. Et pour tout ce que tu donnes. Tu nous rends heureux. Vraiment heureux. Je t'aime, ma princesse. »

Tout au fond de moi, la voix s'éloigne et me quitte. Mon esprit ne résonne plus de ce sempiternel: «Si tu savais...» Mon cœur explose en un cri: «Je sais!»

U N SOUPIR. UN SEUL. Long et profond. Il résonne fort dans le silence de cette nuit qui précède Noël.

Penchés tout contre notre petite fille, Loïc et moi retenons notre souffle pour recueillir le sien. Le dernier. Thaïs vient de mourir.

À Dieu, petite Thaïs.

REMERCIEMENTS

À mes parents et beaux-parents, merci pour le temps, l'énergie et l'amour que vous nous avez donnés sans compter.

À Thérèse, merci pour ta joie, ta présence apaisante, ta fiabilité reposante, et toutes les belles choses apportées à notre famille.

Aux premiers de cordée : Zabeth, Caro, Solène, Béné, Louis-Étienne, Malex, Marie-Pascale, Arlette et Anne-Marie ; aux irréductibles : Constance, Antoine, Sophie, Damien, Nico, Bertrand ; merci de n'avoir jamais flanché.

Aux intervenants de l'HAD : Delphine, Bénédicte, Laure, Delphine et Édith G. ; aux infirmières des soins palliatifs : Odile et Chantal ; aux médecins, Patrick A. et Caroline S., ainsi qu'à leur équipe et tout spécialement Christine, Florence, Adèle et Marie-Claude B., fine psychologue ; au kiné Jérôme G. ; à l'équipe de l'Upix ; merci de votre compétence, de votre accompagnement et de votre confiance.

À ELA, merci de nous aider à gravir nos montagnes.

À Chantal, Laurence et leur famille, merci pour la générosité et la chaleur de votre accueil.

À mes sœurs, Marie-Edmée et Amicie, merci d'avoir été là, dans les mauvais moments mais aussi dans les bons.

Au père François, merci de nous avoir invités si souvent à ne pas perdre de vue l'essentiel.

À Christian, merci de m'avoir poussée à oser.

Enfin, à Loïc, merci. Pour tout.

Et merci à tous ceux qui nous ont soutenus par leur présence, leurs pensées ou leurs prières. Et qui continuent de le faire !